자세평가 - 치료사를 위한 지침서 -

Postural Assessment

자세평가

치료사를 위한 지침서

Postural Assessment

Hands–On Guides for Therapists

Jane Johnson, MCSP, MSc
The London Massage Company

영 문 출 판 사

■ **옮긴이** (가나다 순)

김 성 수	광주보건대학교 물리치료과 교수	**성 윤 희**	경남대학교 물리치료학과 교수
김 은 혜	신구대학교 물리치료과 외래강사	**유 병 규**	신구대학교 물리치료과 교수
김 항 진	D.C. 모던필라테스 협회장	**임 규 돈**	D.C. 모던필라테스협회 전회장
문 상 은	마산대학교 물리치료과 교수	**정 선 영**	가천대학교 의공학과 외래강사
서 현 규	대구보건대학교 물리치료과 교수	**정 연 옥**	동원대학교 휘트니스건강관리과 교수

Postural Assessment: Hands-on guides for therapists by Jane Johnson

Translation and adaptation of the first English language edition.

자세평가 치료사를 위한 지침서

2013년 5월 8일 초판인쇄
2013년 5월 15일 초판발행

지은이 : Jane Johnson
옮긴이 : 유 병 규 외
발행인 : 박 병 조
발행처 : 도서출판 영문출판사
등 록 : 1987년 12월 21일 제2-419호
주 소 : 서울시 강남구 삼성동 69-1
전 화 : (02) 514-5590, 776-5590
팩 스 : (02) 756-8943
홈페이지 : www.ymsbook.net
E-mail : yeongmunsa@empal.com
정 가 : 18,000원
ISBN 978-89-7224-326-7

※ 파본은 교환해 드립니다.

나는 이 책을 두 그룹의 사람들에게 바친다. 먼저, 자세평가 워크샵(workshop)에 참석했던 많은 바디워커들(bodyworkers)이다. 신체 사이의 유사점과 차이점 그리고 자세에 대한 모든 것을 배울 수 있게 해주었던 속옷만을 입고 서 있어준 사람들에게 감사를 표한다. 또한 여러 해 동안 이러한 대상자들에게 관심을 가지고 질문을 해준 사람들에게도 감사를 표한다. 두 번째로, 자세평가를 새롭게 시작하는 사람들과 동의하지 않더라도 어디에서든 시작해야만하는 사람들에게 이 책을 바친다.

목 차 (Contents)

제2부 자세평가의 수행 (Carrying Out Postural Assessment)

시리즈 서문 (Series Preface)

마사지는 오늘날까지 행해지는 가장 오래된 치료법 중 하나이다. 과거의 치료사들에 비해 현재 치료사들이 사용하는 마사지 기술은 그 범위가 넓어지고 더욱 발전해가고 있다. 이러한 기술 중 많은 부분을 마사지 훈련 학교나 학위 과정에서 가르치고 있다. 이 책은 대상자들에게 마사지 치료를 적용할 때 필요한 최고의 임상적, 교육적 자료를 제공한다. Human Kinetics는 이러한 점을 염두에 두고 치료사를 위한 자세평가 지침서를 발간했다.

치료사를 위한 지침서 시리즈는 평가를 위한 구체적인 도구와 치료사에게 필요한 마사지 영역 내의 치료 방법을 제공하고, 접골사와 체력단련 강사(fitness instructor)와 같은 다른 전문가들에게도 유용하게 사용될 것이다. 시리즈를 구성하고 있는 각각의 책을 통해 독자들은 단계별로 기술을 익힐 수 있을 것이다. 각각의 책에 소개되어 있는 모든 기술은 다양한 사진을 통해 설명하였다. 이 책에 기술한 힌트는 기술을 적절하게 적용하도록 조언을 하고 까다로운 문제를 가지고 있는 대상자들에게 어떻게 기술을 적용해야하는지에 대한 예시를 제공한다. 각각의 책에는 지식과 기술을 테스트하기에 적절한 질문들에 관한 내용이 있으며 이는 자격시험을 합격하는데 도움을 줄 수 있을 것이다. 또한 해답도 제공한다. 코스를 이수하기 위해서 알아야하는 기술과 과거에 배웠던 기술들을 복습하기 위해 치료사를 위한 지침서 시리즈를 이용하는 것은 도움이 될 것이다.

독자는 학생들에게 살아있는 마사지 치료방법을 가르치기 위한 지도교수(course tutor)가 되어야 한다. 이 시리즈는 각 단계를 쉽게 따라가기 위한 방법을 소개하고 이론에서 임상 적용까지 가능하도록 만들어 줄 것이다. 치료사를 위한 지침서는 마사지 치료에 종사하는 모든 이들에게 필수적이고 중요한 정보를 제공할 것이다.

서문 (Preface)

학생, 물리치료사, 정골의사(osteopathy), 카이로프랙터와 스포츠 마사지, 스포츠 치료 또는 요가와 필라테스 등을 가르치는 건강 관리사들이 몸에 대한 평가과정의 한 부분으로 자세평가를 수행해야 한다는 의견에는 모두 동의한다. 자세평가는 근육과 근막의 불균형이 있는지, 또는 그 불균형으로 인해 대상자들이 통증과 기능부전이 나타나는지를 결정하고 평가하는데 도움을 준다.

불균형을 평가하기 위해 자세를 취하는 것은 대부분의 치료사에게 요구되는 기술이지만, 아직까지 많은 치료사들은 이러한 기술을 갖고 있지 못하고 있다. 이 책에서는 이러한 과제를 수행하기 위해 개원의들에게 도움이 될 만한 유용한 정보를 제공하고 있다. 또한 이 책은 독자들이 쉽게 사용하고 이해하도록 기술하였으며, 책에 나오는 힌트는 대상자들을 확실하고 유용한 방법으로 관찰할 수 있도록 도와줄 것이다. 이 책은 몸을 구성하는 다양한 요소들과 관련된 자세가 통증과 불편함을 유발하는지 또는 관절 범위를 증가시키거나 감소시켜 관절의 안정성에 영향을 미치는 지에 대한 더 많은 정보를 제공한다. 이 책은 서 있는 자세와 앉아 있는 자세에서 실시하는 정적인 자세평가에 초점을 맞추고 있다. 자세평가를 검사도구로 사용하는 초보자를 위한 이 책은 대상자를 관찰함에 있어 무엇을 보아야 하는지, 일반적인 자세와 어떻게 구별해야하는지, 그리고 관찰한 내용을 어떻게 이해해야 하는지에 대한 정보를 제공한다.

이 책은 두 부분으로 구성되어 있다. 첫 번째 부분은 자세평가를 어떻게 시작해야하는지에 대한 설명과 함께 몇 가지 질문에 대한 답을 주고 있다 : 왜 자세평가를 해야 하는가? 누가 자세평가를 해야 하는가? 언제, 어디서 자세평가를 해야 하는가? 자세평가를 통해 얻게 되는 유익함은 무엇인가? 이 책의 도입부에는 자세에 영향을 주는 요소, 자세평가를 위한 환경, 평가 시 필요한 도구, 얼마나 오랫동안 평가해야 하는지, 그리고 관찰한 내용을 어떻게 그리고 왜 기록해야하는지에 대한 내용이 기술되어 있다. 뼈의 표시(landmark)에 그려져 있는 선은 뒷부분에서 사용될 것이다.

두 번째 부분은 넛트(nuts)와 볼트(bolts)의 관계로 이루어져 있다－자세평가를 어디에서 시작해야 하고, 무엇을 찾아야 하는지에 대해 알려줄 것이다. 각각의 장(chapter)은 대상자의 후면, 측면, 전면 그리고 앉아 있는 자세를 관찰하는 순서로 배열된 똑같은 형식을 취하고 있다 : 신체의 부분은 선을 그려 나타냈고, 어떻게 신체를 평가해야하는지와 평가를 통해 찾은 내용들이 의미한 것에 대해 설명해놓았다. 예를 들면, 대상자에게서 나타나는 안쪽돌림된 어깨가 무엇을 의미하는지에 대한 설명을 제공한다－근육이 짧아지거나 단단해졌는지 또는 늘어났거나 약해졌는지. 대상자에게 관찰된 결과가 의미하는 것을 다양한 자세에서 근육계에 기초를 두고 설명하였다: 이 설명들은 대상자의 실질적인 생활을 관찰하는데 도움을 줄 수 있을 것이다.

3, 4, 5, 6 (Part II를 구성)장을 처음부터 끝까지 주의 깊게 살펴보면 각각의 자세가 의미하는 것과 의미할 수 있는 것에 대한 내용을 학습할 수 있을 것이다. 근육이 작용하는 방법에 대한 전통적인 설명(traditional assumptions)을 기초로 자세를 분석하였다. 저자는 임상가로서 다른 것보다 자신의 임상 경험에 더 많은 비중을 두었다. 이 책은 치료를 처음 시작하는 사람부터 자신의 치료를 더욱 발전시키려는 사람들 모두에게 도움이 되는 내용을 포함하고 있다. 저자의 경험으로 볼 때 마사지사(bodyworker)들이 대상자를 평가하고 치료하는 방법은 매우 다양하다. 따라서 이 책에 소개된 저자의 조언에 동의하지 않을 수도 있다. 많은 단계들은 이러한 상태를 정당화할 수 있는 빠른 테스트를 제공할 것이다. 대상자를 관찰하면서 발견한 것이 어떤 의미를 가지는지 그리고 그 결과에 확신을 갖기 위해 어떻게 해야 하는지(예를 들면, 어깨뼈(견갑골, scapula)가 앞쪽으로 내밈(견인, protraction)된 상태로 서 있는 사람은 마름근(능형근, rhomboid)이 길고 약해져 있는지 그리고 앞쪽 가슴근육이 짧아져 있는지)에 대한 질문은 언제나 대환영이다. 더 중요한 것은 자세를 올바르게 교정하기 위해 해야 하는 것에 대한 언급은 없다는 것이다. 이 책은 어떻게 관찰해야 하는 지에 대한 내용만 수록되어 있으며 관찰한 것에 대한 처치 방법에 대한 내용은 설명하지 않았다.

자세평가에 대한 이 교재는 흥미로운 과정과 함께 사용되어야 한다. 저자는 근골격계 해부학과 생리학의 전통적인 개념을 가진 선생님에게 교육받았으며, 이러한 지식들은 저자의 임상생활에 있어 중심이 되었다. 그러나 이러한 교육 경험은 열린 마음을 유지하고 각각의 근육이 작용하는 방법에 대한 전통적인 설명에 의문이 생겼을 때도 해부학과 생리학 분야의 과정에 주의를 기울이도록 하였다. 자세평가에 대한 독자의 의견을 위해 정보를 찾는 것도 권장한다. 예를 들면, Johnson, Bogduk, Nowitzke, 그리고 House(1994)의 "등세모근(승모근, trapezius)의 해부학과 작용"은 등세모근의 작용과 획일화된 설명을 반박하고 있다(44쪽). 허리근(요근, psoas)의 최근 시리즈 중 하나인 Thomas Myers(2001)는 허리근이 엉덩관절 굽힘근(고관절 굴곡근, hip flexor)인지 아닌지 그리고 이 근육이 등허리뼈(thoracolumbar) 돌림(회전, rotation)에 영향을 미치는지의 여부에 대해 질문하고 있다.

본 책의 부족에는 대상자를 관찰하면서 발견한 것들을 기록하기 위한 차트가 포함되어 있으며, 이 차트는 자세평가의 각 단계(대상자의 전면, 측면, 후면, 앉은 자세와 선 자세)에서 관찰된 내용을 기록하기 위한 공간을 제공하고 있다.

치료사를 위한 지침서의 다른 제목인 the step-by-step format은 평가방법을 더욱 빨리 습득할 수 있도록 힌트를 제공하고 있다. 각 장의 끝 부분에는 간단한 질문들이 있으며 이를 통해 빠르게 평가할 수 있다. 이 시리즈와 다르게 자세평가는 해부학적 관계를 확인하기 위하여 사진을 사용하기 보다는 중요한 부분을 간단한 선으로 나타내었다.

치료사로서 대상자를 볼 때 전체적인 의학적 관점으로 접근해야 하며 신체의 한 부분이 다른 부분과 연결되어 있고 신체 시스템이 어떻게 상호 관계를 맺고 있는지 알아야 한다. 그러나 새로운 기술을 시도하는 과정일 때는 모든 정보를 받아들이기 위해 이와 같은 내용을 잘 받아들이지 못하는 경우도 있다. 따라서 이 책에서 제시하는 신체의 구분을 이해하고, 그에 따른 평가들에 대한 내용을 이해해야 한다. 여기에 기술된 평가 과정은 독자들이 정보를 받아들이는 동안 더 많은 정보를 제공할 것이다. 직업이 무엇이든 신체를 관리하고 더 좋은 자세에 도움을 주고 싶다면 이 책은 가치가 있을 것이다.

감사의 글 (Acknowledgements)

먼저 자세평가에 대한 본 책이 갖는 장점에 대한 나의 생각을 믿어준 Human Kinetics의 편집장인 John Dikinson에게 감사하다는 말을 전하고 싶다. 또한 나의 생각을 좋아해 주고 공식적인 제안을 받아들여준 Loarn Robertson에게 감사를 표한다.

그리고 마지막 버전에는 수록되지 않은 분들을 포함해서 이 책에 나온 사진들을 기꺼이 찍어준 많은 분들에게도 감사의 말을 전한다. 이 책에 모든 사진을 수록하는 것이 불가능했기 때문에 여러 사진들 중 선택하여 수록하였다. 런던에서 긴 밤 속옷만 걸치고 함께 해준 모든 이들에게 아낌없는 감사의 마음을 전한다.

나이에 따른 자세의 변화 효과를 증명하기 위한 사진을 찍어주신 부모님 Bruce와 Patricia Robertson에게 특별히 감사의 말을 전하고 싶다. 또한 사진을 찍기 위해 촉박하게 통보 했음에도 사진 찍는 것에 동의해준 Siva Rajah에게도 감사하고, 사진 찍는 동안 함께 도와준 Tatina Semprini에게도 감사의 말을 전한다. 또한 유머 있는 사진을 성실하게 찍어준 Emma Kelly에게도 감사를 표하며, 경찰관이라는 다른 직업을 가졌지만 또 다시 함께 일하고 싶다.

또한 원고에 대한 의견을 제시해 주고 읽어준 Carmeron Reid BSc(Hons), DO, 정골의사, 그리고 40년 동안 정골학 학생인 Zara Valentine과 Jason Bianchi에게도 감사의 말을 전한다.

겉표지 모델이 되어준 Richard Lewis와 런던에 있는 아름다운 스튜디오에서 우리의 작업을 도와준 SAS Martial Arts Academy의 Sifu Andrew Sofos에게도 감사의 말을 전한다.

마지막으로 이 책을 출판하는데 함께 도와준 Human Kinetics 직원인 Loarn Robertson, Amanda Ewing, Brendan Shea, Kali Cox, Nancy Ramus와 Dawn Sills에게도 감사의 말을 하고 싶다.

역자서문 (Preface Translator)

인체는 한 부분이 다른 부분과 연결되어 있고 서로 상호 관계를 맺고 있기 때문에 대상자들이 호소하는 문제점들을 문제점이 유발된 부위로만 국한지어 생각하고 치료하게 된다면 치료효과의 지속시간이나 경과는 더디게 나타날 것입니다. 또한, 근본적인 문제가 해결되지 않는다면 대상자들은 많은 시간을 자신의 몸을 치료하는데 소비하게 될 것입니다. 따라서 인체의 불균형을 신체 전반적으로 전체적인 의학적 관점으로 접근하는 것이 필요하다고 생각합니다.

사람의 몸을 치료하고 운동시키는 등의 인체를 다루는 직업을 가진 사람들에게 신체를 평가하는 한 부분으로 자세평가가 중요한 의미를 가진다는 것에는 모두들 동의하지만 아직 많은 치료사들이나 트레이너들은 자세를 평가하는 기술과 여러 개의 고리로 연결되어 있는 체인(chain)으로 된 인체를 전반적으로 볼 수 있는 눈을 갖고 있지 못한 것이 현실입니다. 그래서 그들은 항상 이러한 문제점들을 해결하기 위해 노력하고 있습니다.

이 책은 전체적인 자세평가 과정을 쉽게 기술하였고 앉아 있는 자세, 서 있는 자세, 대상자의 후면, 측면, 앞면에서 자세를 평가하는 방법과 그 과정에서 필요한 단계별 정보를 제공하고 있어 물리치료사나 트레이너, 마사지치료사들, 학생들이 쉽게 자세평가를 할 수 있도록 기술하고 있으며 자세 불균형이 의미하는 것들을 기록하여 쉽게 이해할 수 있도록 하였습니다.

이에 역자들은 직업이 무엇이든지 간에 신체를 관리하는 사람들이 환자에게 더 좋은 자세를 갖도록 도움을 주고 그들이 갖고 있는 문제점을 해결하는데 있어서 이 책이 도움을 줄 수 있을 것이라 확신하여 이 책을 출판합니다. 본 역자들은 이 책을 번역하면서 원저자의 학문적 의미를 놓치지 않으려고 노력하였으나 번역을 마치고 보니 부족하고 아쉬운 점이 많습니다. 이 책을 접하는 모든 분들에게 이해와 사랑을 부탁드립니다.

마지막으로, 이 책을 출판하도록 격려해 주신 영문출판사 박병조 사장님을 비롯한 편집부 직원들의 수고에 감사의 마음을 전하며 이 책이 출판될 수 있도록 허락하신 주님께 감사와 영광을 돌립니다. 감사합니다.

2013년 3월

대표역자 유 병 규

제 1 부

자세평가의 시작 (Getting Started With Postural Assessment)

자세평가에 관한 질문이 있는가? PART I의 두 장은 자세평가를 위한 내용으로 구성되어 있다. 1장은 '자세란 무엇인가?', '자세에 영향을 미치는 요인은 무엇인가?' 와 같은 질문이 포함되어 있다. 우리는 자세평가를 해야만 하는 사람, 평가 시점, 평가 장소 그리고 평가 이유에 대해 학습하기 전에 논란의 여지가 많은 이상적인 자세에 대해 평가해야 한다. 2장에 수록된 정보는 처음으로 자세평가를 시작할 때 무엇을 어떻게 해야 하는지 도움을 줄 것이다. 얼마나 오랫동안 자세평가를 해야 하는지, 필요한 도구는 무엇인지, 고려해야하는 기준과 이상적인 상태에 대한 요점, 자세 정렬과 관찰 결과 기록에 관한 힌트를 학습하게 될 것이다. 1장과 2장은 주제를 이해하고 평가하기 위해 사용할 수 있는 간단한 질문을 제시하며 끝맺고 있다.

1

자세평가의 소개 (Introduction to Postural Assessment)

*자세평가*에 입문하게 된 것을 환영한다. 이러한 흥미로운 대상에 관한 일반적인 몇몇 질문으로 시작해본다. 예를 들면, *자세*란 용어의 의미는 무엇인가? 자세평가를 왜 해야만 하는가? 어떠한 대상자에게 자세평가가 도움이 되는가? 평가는 언제 어디서 해야만 하는가? 필요한 도구는 무엇인가? 이 장은 이러한 질문에 대한 해답과 자세에 영향을 미치는 요인에 대한 평가로 구성되어 있다. 이러한 대상자가 새롭다면 몇몇 정보를 가지고 있는 것이 도움이 되기 때문에, 학습을 시작하기 전에 이 장의 마지막에 수록되어 있는 다섯 개의 간단한 질문을 훑어보기 바란다.

자세란 무엇인가? (What Is Posture?)

누군가에게 부적절한 자세에 대한 설명을 요청받는다면 대부분의 사람들은 구부정하거나 웅크린 자세, 앞쪽으로 내밈되어 있는 어깨, 등뼈의 과도한 뒤굽음증(후만증, kyphosis)으로 인한 둥근 등 모양이라고 설명할 것이다. 또한 바람직한 자세는 턱을 들고 군인처럼 어깨는 뒤로 그리고 아래로 내리고 똑바로 서 있는 자세라고 대부분의 사람들은 설명할 것이다. 대부분의 사람들은 *'자세'*라는 용어를 의도적이거나 의도적이지 않거나 스스로 유지하고 있거나 신체의 일반적 위치이거나 전체적인 신체의 위치로 설명한다. 예술적 맥락에서는 포즈(pose) 또는 미적 효과를 위하여 고의로 유지한 자세로 묘사한다.

좋은 자세는 몇몇 신체 부분의 정렬의 유지가 필요하다; 부적절한 자세는 근골격계의 통증, 관절의 제한이나 일반적인 불편함의 원인으로 종종 알려져 있다. 치료의 관점에서 사용될 때-예를 들면, 물리치료, 마사지 치료, 정골요법(osteopathy), 또는 카이로프랙틱- *자세*라는 용어는 신체의 다양한 부분 사이에서 야기되는 관계, 그것들의 해부학적 배치 그리고 각 부분이 서로 알맞게 작용하는 방법으로 더욱 자세하게 설명된다. 바디워커(Bodyworker)는 선천적이거나 대물림된 자세인 *척주옆굽음증*

자세의 평가 (Assessing Posture)

여기 세 사람이 있다. 한 명은 흉부 수술을 받았고, 또 한명은 관절의 과운동성을 보이며, 다른 한 명은 엉덩관절 바깥돌림근(고관절 외회전근, hip external rotation)이 매우 짧아져 있다. 아래의 사진에서 위의 내용을 확인한다.

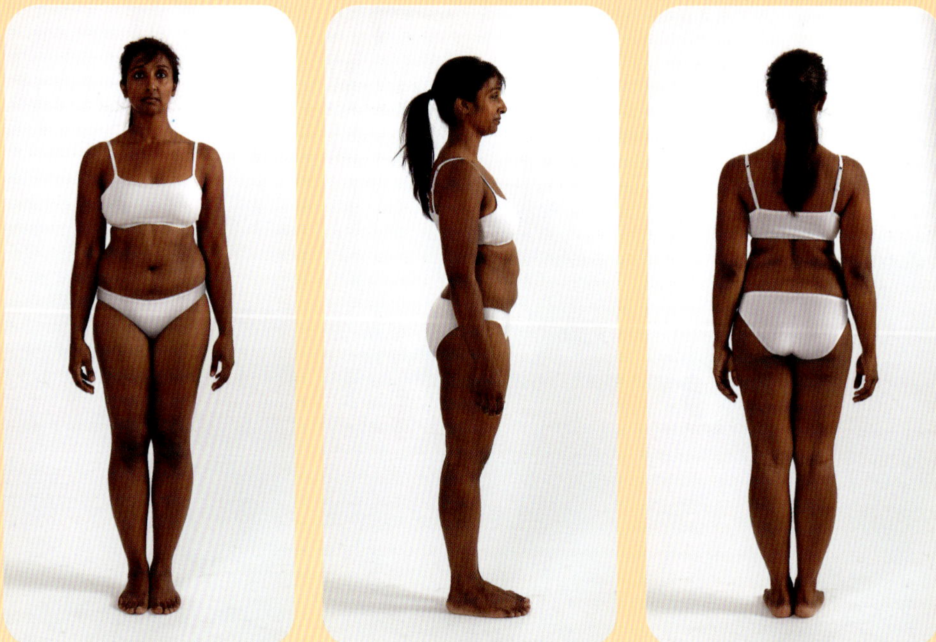

a

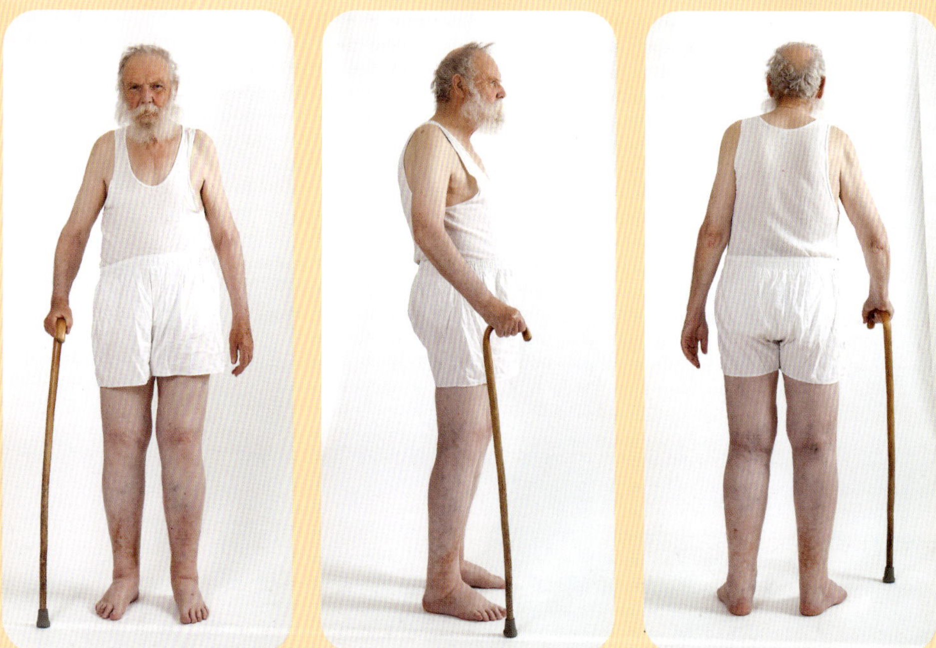

b

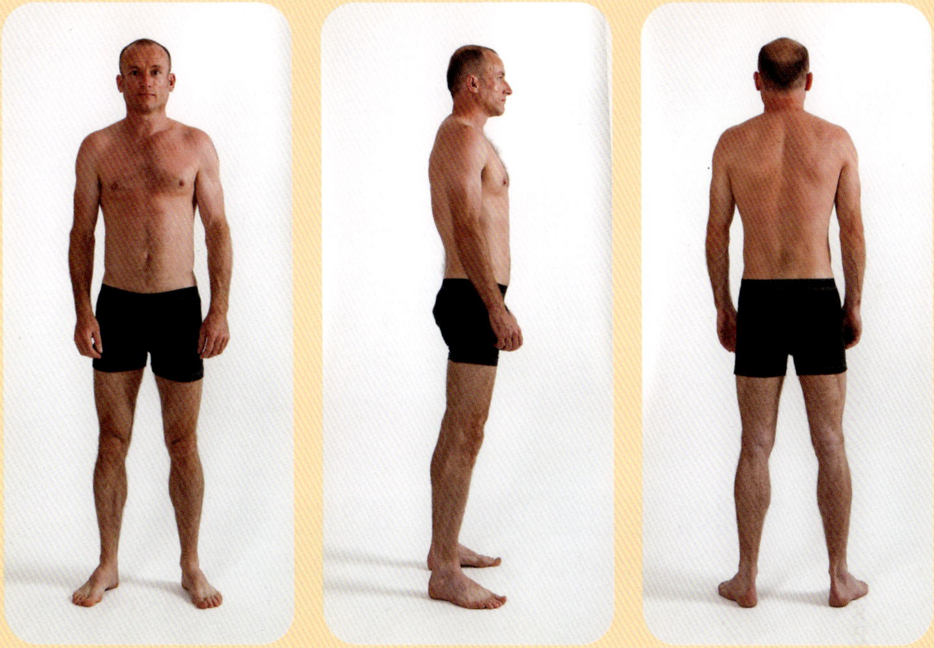

c

a. 관절의 과운동성; b. 흉부 수술; c. 엉덩관절 바깥돌림근의 단축

*(척추측만증, scoliosis)*이나 *밖굽이 무릎(외반슬, genu valgum)*과 같은 자세의 용어에 익숙해지게 되고 구부정한 자세로 장시간 앉아 있는 경우 나타나는 등뼈 뒤굽음증처럼 습관적으로 나타나는 자세에 대해 묘사할 수 있게 된다.

물론 자세는 신체의 상태–과거와 현재의 외상과 손상, 약하거나 더욱 심각한 병리적 상태–뿐만 아니라 스스로를 어떻게 인식하고 있는지에 대한 실마리를 제공한다–흥미로운 것은 자신감이 있는지, 에너지가 넘치는지(또는 부족한지), 얼마나 집중력이 있는지(또는 집중력이 없는지), 또는 확신이 있는지, 그리고 이완하고 있는지(또는 분노하고 긴장하고 있는지)와 같은 감정에 대한 반응으로 거의 항상 같은 자세를 취한다는 것이다.

자신감 있고 의욕적이며 낙천적인 성격을 가진 10명의 대상자를 관찰한 결과 가슴은 앞으로 내밀어져 있었으며 머리는 들고 넓은 지지면을 갖기 위해 넓게 선 자세를 취하고 있었다. 그들의 미소와 얼굴 표정은 그들의 긍정적인 성격을 반영한다. 반면에 분노하고 의욕이 없으며 비관적인 10명의 대상자를 관찰한 결과 체중이 한 쪽 다리로 이동되어 있고 지지면이 감소되어 있었으며(안정성이 감소) 허리가 구부정하게 굽힘 되어 있고 머리는 바깥쪽을 보고 있었다. 생각하는 동안 우리는 종종 한 손으로 턱을 만지거나 한 팔이나 양팔 모두 팔짱을 끼고 있는 보호적인 자세를 취하고 있을지도 모른다.

당신이 선생님이라면 학급에서 감정에 대한 반응으로 나타나는 자세를 직접 볼 수 있을 것이다. 부정적인 감정과 긍정적인 감정을 하나씩 선택한다. 학생들에게 극도로 걱정스러운(또는 공포스럽거나 분노하거나 화가 난) 것처럼 보이도록 행동한다. 모든 학급의 학생들이 같은 감정을 느끼도록 하는 것이 중요하다. 그들이 무엇을 하는지 그들이 1분 또는 그 이상 어떠한 자세를 취하는지 관찰한다. 다음으로 매우 좋은 소식을 들은 것처럼 행동한다. 또 다시 어떠한 자세를 취하는지 관찰한다. 부정적인 감정에 대한 반응으로 나타나는 자세가 학생들에게 학습되는 것을 금지하기 위하여 두 번째 시나리오로써 긍정적인 감정을 선택해야만 한다. 또한 다른 사람을 따라할 수 없도록 두 눈을 감고 이러한 운동을 수행하도록 제안한다. 대부분의 사람들이 같은 감정에 대한 반응으로 어떤 자세를 선택하는지를 관찰한다.

이 책이 대상자 자세의 신체적 측면을 평가하는 것에 초점이 맞추어져 있지만, 신체 부분의 단순한 정렬보다는 우리가 취하는 자세를 기억하는 것이 더욱 가치있는 일이 될 것이다. 대상자의 감정 상태는 분명히 신체의 형태와 관련이 있을 것이다.

자세에 영향을 미치는 요인은 무엇인가? (What Factors Affect Posture?)

대상자가 치료사의 수정에 의해 더 좋은 자세를 취할 수 있도록 자세에 영향을 미치는 요인을 인식하는 것은 유용하다. 치료사나 대상자가 아닌 자세에 영향을 미치는 요인들이 존재한다. 표 1.1은 자세에 영향을 미치는 요인을 설명하고 있다. 부가적인 요인으로 생각되는 것이 또 있을까?

이상적인 자세란? (Is There an Ideal Posture?)

사체 견본과 비교하여 이상적인 자세를 확인하는 것은 짧은 시간을 필요로 한다. 해부학적인 관점에서 모든 것이 동일하지는 않다. 우리는 모두 2개의 어깨뼈를 가지고 있지만 부리돌기(오훼돌기, coracoid process)는 다른 각도로 향하고 있으며, 어깨뼈 봉우리(견봉, acromion)는 비슷한 모양을 하고 있다. 연부조직에 대해 언급하지는 않지만, 척추의 가시돌기(극돌기, spinous process)는 모두 다른 각도를 가지고 있고, 우리 중의 몇몇은 다른 사람들보다 사지골의 하나(또는 그 이상)가 더 길며, 또한 휴식 시 손과 발은 불규칙한 모습을 하고 있다. 따라서 직립자세로 움직일 때 그 자세를 유지하기 위해 필요한 생리적 보상이 있다는 것은 놀라운 일이 아니다. '이상적인 자세가 무엇인가?' 라는 질문에 대한 해답은 이상적인 자세가 있지만 우리 모두에게 이상적이지 않을 수도 있다는 것을 경고하고 있다.

전통적으로 물리치료, 접골 요법, 카이로프랙틱을 배우는 학생들은 직립 골격의 사진과 환자의 자세를 비교하면서 자세를 평가하는 방법을 배워왔다(그림 1.1). 양쪽 골격 이미지의 각 부분이 어떻게 다른지를 비교하면서 대상자의 신체 부분들이 어떻게 서로 잘 맞추어져 있는지를 후면, 측면, 전면에서 관찰한다. 우리들 중 많은 자세는 골격 이미지와 다르게 다양한 모습을 나타낸다.

표 1.1 자세에 영향을 미치는 요인

요 인	예
구조적 또는 해부학적 측면	■ 척추의 전체 또는 부분적인 척주옆굽음증 ■ 상지와 하지 긴뼈의 길이차이 ■ 부가적으로 생긴 갈비뼈 ■ 부가적으로 생긴 척추 ■ 조직에 증가된 엘라스틴 (인대의 단단함을 감소)
연령	자세는 성장에 의해 아이의 자세에서 어른의 형태로 연령의 차이에 따라 상당히 많은 차이를 보인다.
생리학적 측면	■ 작기는 하지만 자세는 억제되고, 피곤할 때와 비교하면 민첩하고 에너지 넘칠 때 더욱 변화한다. ■ 통증과 불편함은 불편함을 최소화하기 위한 자세를 취하게 함으로써 자세의 변화를 유발한다. ■ 임신과 같은 병리학적인 변화는 일시적이지만(출생 전후의 요통), 종종 자세변화를 보상하기 위하여 더욱 영구적인 결과를 야기하기도 한다.
병리학적 측면	■ 질병과 질환 특히, 뼈와 관절의 손상이 있는 경우는 자세에 영향을 미친다. 골연화증(Osteomalacia)은 안굽이 무릎을 야기한다; 관절의 변화는 종종 사지에 존재하는 관절에서 관찰된다. ■ 통증은 불편함을 최소화하기 위한 시도로써 변화된 자세를 유발할 수 있다(예, 교통사고 후 어깨를 보호하기 위해 구부정해지거나; 복부통증에 의해 척추가 굽힘되기도 한다). ■ 골절 치유과정 중 부적절한 정렬은 종종 골격 윤곽의 변화를 가져온다. ■ 몇몇 상태는 근육 긴장도가 증가하거나 감소되는 결과를 야기할 수 있다. 예를 들면, 뇌졸중 환자는 사지의 긴장도가 증가하고, 또 다른 곳은 감소되기도 한다. ■ 노인의 경우 골다공증성 변화로 키가 감소하는 경향을 보이고 구부정한 자세가 나타난다; 폐경기 여성은 구부정하게 튀어나온 등이 나타난다.
직업적 측면	육체 노동자와 사무직, 그리고 능동적인 사람과 좌식생활을 하는 사람 사이에는 자세의 차이가 나타난다.
여가적 측면	규칙적으로 라켓 운동을 하거나 경기용 자전거를 타는 사람 사이에는 자세의 차이가 나타난다.
환경적 측면	추운 환경일 때는 따뜻한 환경에서와는 다른 자세가 나타난다.
사회적, 문화적 측면	의자를 사용하는 문화권에서 성장한 사람은 쪼그려 앉거나, 다리를 꼬고 앉는 환경에서 성장한 사람과 자세의 차이가 나타난다.
감정적 측면	■ 일반적으로 자세는 무의식적으로 어떠한 분위기에 맞게 일시적으로 나타나지만, 몇몇 경우는 감정상태가 습관적이라면 지속적으로 나타나기도 한다. 슬퍼하는 사람의 자세나 화난 사람의 근육 긴장도를 생각해본다. ■ 통증에 대한 공포를 가진 사람은 방어적인 자세가 나타난다.

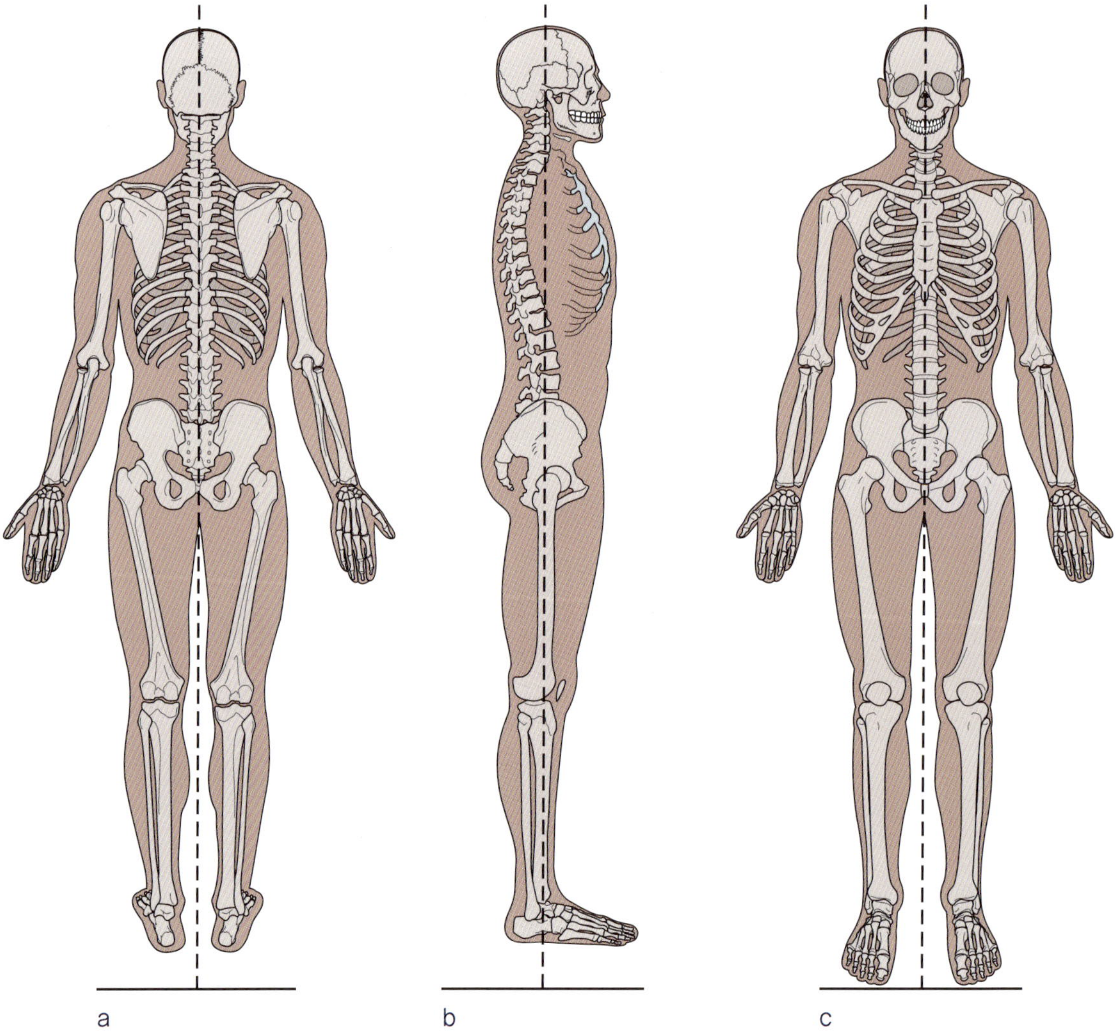

그림 1.1 서있는 자세의 표준 그림 : *(a)* 뒤쪽, *(b)* 옆쪽, *(c)* 앞쪽.

이 전에 발표된 자세평가를 위한 최고의 참고문헌은 표준화된 자세로서 이상적인 자세를 설명한 *자세와 통증*(Posture and Pain; Kendall, Kendall, and Boynton 1952)이다. 저자는 이러한 이상적인 자세는 비교를 위해 필요한 기초라고 설명하였고, 이는 평균적인 자세가 아니라고 지적하였다. 이와 같은 그림을 이용하여 자세를 이해해야 하는 목적은 어떠한 경우에서든 평가를 위한 좋은 출발점이 되기 때문이다. 이러한 적용이 불리한 점 중의 하나는 자세평가가 신체를 구분하는 결과를 야기할 수 있다는 것이다: 치료사는 이상적인 자세를 보상하기 위해 과도한 앞굽음이 대상자의 목에서 나타나는 것을 관찰해야한다. 이러한 결과로 목에서 문제가 유발된다. 아직 이 단계에서는 대상자들이 가진 문제점을 야기하거나 원인이 되는 요인을 확인하고 대상자가 넓은 식견을 가지는 것은 요구되지 않는다. 움직임의 제한이나, 불편함, 통증이 나타나는 곳이 문제의 원인이 아닐 수도 있다. 부분적인 구조물들이 어떻게 서로 잘 맞추어져 있는지에 대하여 과도하게 집중하는 것은 그것들을 유지하는 것이 무엇인지를 간과할 위험성을 가진다. 우리는 전체보다 부분에 집중하는 경향을 보인다.

질병이나 외상에 의한 손상이 없어도 대상자는 과도한 앞굽음 목(lordotic neck)을 가질수 있다는 것을 주의해야 한다. 뒤쪽 근육은 짧고 단단해지는 반면 앞쪽 근육은 길어지고 약해진다. 목뼈 폄근(목신전근, neck extensor)의 스트레칭은 대상자의 목 위치를 정상화시킬 수 있을 것이다. 신체의 다른 부분에서 자세 불균형이 나타나지 않는다면, 목의 문제는 계속될 가능성이 높다. 목뼈 부위의 과도한 앞굽음은 종종 등뼈 부위의 뒤굽음의 증가를 동반한다. 척추뒤굽음이 남아있다면 증가된 목뼈 앞굽음은 교정 치료에도 불구하고 지속될 것이다. 이것은 척추뒤굽음을 보상하기 위한 것이기 때문에 머리의 위치(그리고 궁극적으로 목뼈)를 변화시켜 주어야 한다. 그렇지 않으면 결국 우리의 눈은 바닥만 보게 될 것이다.

자세를 평가할 때 고려해야 하는 것은 뼈의 정렬이나 신체 부분의 위치만이 아니다. 최근 신체의 부분들을 연결하는 방법중 근막(fascia)에 대한 이해가 증가되고 있다. 신체의 한 쪽 끝에서 나타나는 불균형은 근막의 제한에 의해 반대쪽 끝에 존재하는 구조물에도 영향을 미치기 때문에 근막 이완술(myofascial release)과 같은 기법을 지지하는 사람들은 반드시 국소적인 현상만 볼 수는 없다. 자세평가와 교정을 함에 있어 근막의 중요성에 대해 흥미를 가지게 해주었던 '*구조적 균형을 위한 근막의 이완*(*Fascial Release for Structural Balance*, Earls and Myers 2010)' 과 '*근막의 양상*(*The Nature of Fascia*, Schleip 2008)' 을 추천한다.

자세평가에 있어 근막의 역할에 대한 중요성을 알고 있다면 더 나은 평가자가 될 수 있을 것이다. 근막은 우리의 모든 부분을 연결하고 전체적으로 포괄하고 있기 때문에 관찰자에 의한 시작도 없고 끝도 없다. 자세평가를 수행할 때 신체의 다양한 부분에서 근막의 긴장을 고려하는 숙련된 평가자라면 전통적으로 구분하는 방법으로 되돌아가기를 희망한다. 결국, 우리는 어딘가에서는 시작해야 한다.

왜 자세평가를 해야 하는가?
(Why Should I Do a Postural Assessment?)

자세평가를 실시할 때 갖게 되는 첫 번째 질문은 왜 자세평가를 처음으로 해야만 하는가이다. 평가보다 더 합리적인 것은 무엇일까? 자세평가를 수행하는 주된 이유는 정보의 획득, 시간 절약, 기본적인 상태의 설정, 전체적인 치료 등이다.

정보의 획득 (Acquire Information)

첫째, 가장 중요한 점으로 자세를 평가하는 것은 대상자에 대한 더 많은 정보를 가질 수 있다는 것이다. 이런 점을 서술하기 위해 세 가지 예를 들어본다.

■ **예 1.** 일반적인 직장인들은 허리 통증과 목 통증으로 상당히 고통 받고 있을 것이다. 많은 대상자들은 자신들의 '바람직하지 않은 자세' 는 책상에서 일을 하거나 운전을 함에 있어 정적인 상태로 오랜

시간을 보내기 때문이라고 믿고 있다. 대상자의 통증이 진정으로 습관적인 자세에 의한 것인지 아니면 또 다른 원인 때문인지를 파악하는 것은 도움이 된다. 다양한 원인들 중에서 통증의 원인을 파악하는 것은 작업 자세를 바르게 파악할 수 있게 할 것이다.

■ **예 2.** 스포츠나 신체활동에 규칙적으로 참여하는 대상자를 치료하게 된다. 30세 남자로 무릎 통증이 재발하였다. 그는 열정적인 달리기 선수이다. 그의 통증이 하지의 자세에 의해 악화될 수 있을까? 그가 가진 평발(flat foot), 밖굽이 무릎 그리고 다리 길이의 차이가 달리기 선수에 있어 무릎 통증을 야기하는 자세 요인이 될 수 있을까? 그가 가진 무릎 통증이 훈련의 양과 질의 결과에 의한 것은 아닐까? 자세를 평가하는 것은 가끔씩 해부학적인 원인을 제외시키는데 도움을 준다.

■ **예 3.** 어깨 통증이 더욱 심해진 49세 여자로 자세를 평가하는 동안 어깨 근육의 부피가 감소한 것에 주목한다. 외상 경험이 없는 대상자에게서 어깨 근육의 위축을 설명할 수 있는 하나의 가능성은 (움직임의 범위가 점진적으로 감소하는) 유착성 관절낭염(adhesive capsulitis)이다. 관찰에 의해 얻게 되는 정보는 적절한 검사로 내려질 진단을 확진하는데 도움을 준다. 자세평가는 평가 과정의 한 부분이고, 모든 진단상황에서 평가 과정의 모든 부분은 현재의 지침에 따라 수행하여야 한다는 것을 기억해야 한다. 예를 들면, 유착성 관절낭염의 진단을 보조하기 위해 Hanchard와 Colleagues(2011)에 의해 수립된 지침에 따라야 한다.

자세평가는 상처와 같은 피부의 흉터에 대하여 명확하게 관찰할 기회를 제공한다. 경험이 있는 임상가는 환자들이 수술에 대해 망각하고 흉터에 익숙해져 중요한 수술에 대하여 언급하는 것을 종종 잊는다는 것을 알고 있다. 아동기에 골절에 대한 치료를 받은 성인은 과거의 경험에 대해 잊었거나 지금의 문제와 관련이 있다는 것을 확신하지 못하기 때문에 이러한 경험에 대한 언급을 하지 않는다. 오래된 상처와 그것에 대한 대상자의 언급에 주목하는 것은 몇몇 경우에 관련성을 입증함에 있어 부가적인 정보를 얻을 수 있는 좋은 방법이 된다.

시간절약 (Save Time)

자세평가를 수행해야 하는 두 번째 이유는 시간을 절약하기 위해서이다. 대상자가 가지는 문제를 확실히 하기 위해 더 많은 시간이 필요한 것은 사실이다. 대상자가 치료를 받기 위해 누워있을 때 신체 부분 사이의 관계를 평가하는 것은 어렵지만, 서 있는 자세일 때는 더욱 확실하게 평가할 수 있다. 여기서는 두 가지의 예를 들어본다 :

■ **예 1.** 당신이 건강한 타이피스트(typist)를 치료하는 스포츠 마사지 치료사라고 생각하자. 환자는 우측 어깨의 앞쪽에 통증을 호소한다. 서 있는 자세와 앉은 자세에 대한 평가를 모두 수행해야하며, 대상자의 오른쪽 어깨뼈가 앞쪽으로 나와 있는지, 엎드린 자세에서 주목해야할 것들은 없는지, 양쪽 어깨뼈가 자연스럽게 앞쪽으로 나와 있는 자세가 아닌지 관찰해야 한다.

■ **예 2.** 왼쪽 발목에 통증을 호소하는 노인이다. 전면과 후면의 자세 관찰을 통해 양쪽 하지에 동일하게 체중을 지지하지는 않지만, 발목에 문제가 있음에도 불구하고 왼쪽 다리로 지지하고 있다는 정보를 얻었다. 또한 왼쪽 종아리 근육의 부피가 조금 더 커져 있었다. 문진을 통해 대상자는 아동기 때

오른쪽 발목에 골절이 있었고, 오른쪽 발목으로 체중을 지지하는 것에 대하여 두려움이 있었다는 것을 알게 되었다. 그 노인은 골절이 완전히 치유된 것을 알고 있었지만, 왼쪽 다리에 체중을 더 지지한다고 하였다. 이러한 정보로 대상자의 *왼쪽* 발목에서 나타나는 통증을 설명할 수 있을까? 발목에 관절염이 있거나 또는 통증이 단순히 체중지지의 증가에 의해 관절에 가해지는 스트레스의 축적에 의한 것은 아닐까? 서 있는 자세일 때 관찰된 왼쪽 종아리 근육의 일시적인 부피 증가는 대상자가 엎드려 있거나 가동범위 테스트를 수행할 때 종종 나타나지 않게 된다. 체중지지가 변하는 것을 관찰하는 것은 중요한 정보의 일부분을 제공한다.

기본상태의 설정 (Establish a Baseline)

자세평가를 해야 하는 세 번째 이유는 치료의 효과를 판단하기 위한 지표인 기본 상태를 설정하기 위해서이다. 골반 위치에 의해 허리에서 근육통이 나타나고, 자세 교정을 위해 운동과 스트레칭을 처방받았다면 어떠한 단계에서 통증의 변화가 생겼는지, 골반의 위치변화에 의한 결과인지를 결정하기 위해 재평가가 필요하다는 것은 의심할 여지가 없다. 많은 치료사들은 효과를 평가하기 위한 기준으로 환자로부터 제공받는 개인적인 피드백을 사용한다. 나쁜 자세의 결과로 인한 문제라는 것이 의심스럽다면 대상자의 상체 자세에 영향을 미치는 모든 것을 확인할 필요가 있다(마사지와 움직임과 같은 직접적인 것이나 또는 처방된 운동과 스트레칭 같은 간접적인 것). 이 방법은 치료 전후에 자세를 평가하기 위한 것이다. 이러한 대상자로부터 더 많은 정보를 얻기 위해 13쪽에 수록된 '언제 자세평가를 해야 하는가?' 를 살펴본다.

전체적인 치료 (Treat Holistically)

마지막으로, 평가의 한 부분으로 자세평가를 포함하는 것은 교통사고나 동결견, 무릎의 손상과 같은 것들을 구분하지 않고 전체적으로 치료한다는 개념으로 더 완벽한 서비스를 제공한다는 것을 보여준다. 건강과 신체활동에 대한 대상자의 상태를 기록하는 것처럼 대상자의 자세에 대하여 기록을 하는 것 또한 중요하다.

자세평가를 수행해야 하는 좋은 이유들이 많다는 것을 알고 있기 때문에, 이러한 대상자들에게 이러한 자세평가가 가장 유용하다는 것을 인식시킬 필요가 있다.

어떤 사람들에게 자세평가를 해야 하는가? (Who Should Have a Postural Assessment?)

이 책은 오랫동안 질병이 있거나 갑작스런 외상에 의해 고통 받고 있거나 병원에 의존하고 있는 대상자 보다는 일반적인 대중–건강하고 활동적이거나 건강하지 않고 비활동적인–을 목표로 한다. 이상적으로는 스포츠나 교정을 위한 마사지, 물리치료, 정골요법을 받는 모든 대상자들에 대해 자세평가를 수행해야 한다. 건강을 위한 전문가로 일한다면–약한 근육을 강화시키는 것을 목적으로 하는–

또는 근육 신장을 목적으로 하는-요가 지도자로서 일한다면-근육의 불균형을 확인하는데 도움을 주기 때문에 자세 평가가 유용하다는 것을 알게 된다. 따라서 대상자를 위한 가장 효과적인 운동과 자세를 디자인할 수 있을 것이다. 그러나 몇몇 대상자들에게는 자세평가가 적합하지 않으며 그 예는 다음과 같다 :

- 불안해하는 환자
- 질환이나 통증에 의해 서있는 자세의 유지가 어려운 대상자
- 서있을 때나 서있는 자세를 취할 때 또는 선 자세가 안정적이지 않은 대상자
- 평가의 목적을 이해하지 못하거나 수행에 동의하지 않는 대상자
- 다른 평가로부터 유용한 정보를 획득한 대상자

불안해하는 환자를 평가할 때, 친밀한 관계를 형성할 때까지도 자세평가를 미뤄야 한다. 한 번 형성된 친밀한 관계는 자세를 포함한 더욱 완벽한 평가를 수행할 수 있게 한다. 통증이나 질환에 의해 서 있는 것이 불안정한 대상자의 자세를 평가하는 것은 부적절하다. 앉아 있는 자세에서 대상자를 평가할 수 있다는 것을 기억해야 한다(6장, 125쪽 참조). 자세평가의 몇몇 경우는 반드시 주의를 기울여 실시해야만 한다. 예를 들면, 갑작스런 불균형의 유발에 의해 보행 보조기구를 사용해야만 하는 노인을 평가해야할지도 모른다. 안전을 보장해야하기 때문에 이러한 경우 보조기구를 사용하고 선 상태로 평가해야 한다. 최근에 손상이 있는 대상자를 평가할 때도 이와 비슷한 주의가 필요하다. 특히 허리뼈, 골반이나 하지에 손상이 있는 대상자가 체중을 지지하거나 자세를 변화시킬 때 불편함이 악화되기도 한다. 몇몇 대상자들은 자세평가 동안 가까이 가는 것을 불안해하기도 한다: 대상자에게 뒤쪽에서 평가하는 의도와 목적을 분명히 설명해야만 한다.

자세평가는 병원에서 매우 유용할 수 있다. 예를 들면, 뇌졸중처럼 갑작스런 외상으로 고통 받는 환자를 평가하는 것은 유용하다. 그러나 이러한 환자는 근 긴장도가 비정상적으로 증가하거나 감소하기 때문에 이 책에 있는 '결과가 의미하는 것' 부분은 적용하지 않는다. 이러한 부분은 갑작스런 외상으로부터 고통 받는 사람보다는 건강한 사람에게서 나타나는 자세 불균형에 의한 영향을 설명하고 있다. 파킨슨병과 같은 퇴행성 질환을 가진 사람을 평가하기 위해서 이 책을 사용하는 것은 유용한 정보를 제공하지만, 이러한 질환을 가진 사람을 위해 특별히 고안된 책을 사용하는 것이 더 유용한 정보를 얻을 수 있다. 신경계와 근골격계의 정상적인 기능에 영향을 미치는 질환을 가진 대상자는 그 질환의 평가를 위해 특별하게 디자인된 도구를 사용하여 평가하는 것이 더욱 바람직하다.

자세평가는 어느 장소에서 해야 하는가? (Where Can Postural Assessment Take Place?)

자세평가 시 일반적으로 속옷만을 착용하기 때문에 따뜻한 진료실이나 치료실이 최적의 장소이다. 그러나 장시간 앉아 있는 대상자는 작업실에서 앉은 자세로 관찰하는 것이 중요한 정보를 제공할 수도 있다. 이러한 경우 대상자는 옷을 입어야 한다. 대상자의 관절 위치를 볼 수 있을 때처럼 많은 정보를

획득할 수는 없지만, 근골격계의 통증이 부적절하게 앉아 있는 자세 때문인지에 대한 전체적인 정보를 얻는 것은 가능하다.

자세평가는 언제 해야 하는가?
(When Should Postural Assessment Be Done?)

자세평가는 대상자의 의학적 병력에 대한 중요한 정보를 획득하고 상담한 후에 일반적으로 실시한다. 자세평가를 실시함에 있어 영향을 미치는 요인이 존재할 수 있기 때문에 처음에 의학적 병력을 알고 있는 것은 중요하다. 예를 들면, 대상자가 오랫동안 서 있을 때 어지럽다고 한다면 평균적인 시간보다 더 빨리 평가를 진행하거나 의자를 가까이 두거나 또는 보조를 해준다. 아니면 전체적인 평가를 하지 말아야 한다.

당연히 해야 하는 것은 아니지만, 몇몇 치료사들은 각각의 치료 후에 자세를 평가하기도 하는데 이는 치료의 양상과 대상자를 보는 방법에 따라 다르다. 치료가 한 번인 경우, 치료의 단계가 구분되어 있거나 또는 일정기간 동안 집에서 운동을 하는 경우에 치료 전후의 평가가 필요하다. 이러한 경우는 초기에 자세를 평가하고 치료 후에 평가하는 것을 통해 치료계획을 수정할 기회를 갖게 된다. 완벽한 평가나 심지어 전체적인 자세평가의 수행이 필요하지 않을지도 모른다. 그러나 부적절한 자세로 인한 문제를 해결하기 위한 운동과 강력한 치료가 필요하다고 판단되면, 몇몇 단계에서 대상자를 재평가 하게 될 것이다.

끝맺음 말 (Closing Remarks)

이 장은 자세평가의 개념과 자세평가에 영향을 미치는 몇몇 요인들을 소개하고 있다. 이 주제에 대한 초기 질문의 대답이 되었기를 희망한다. 2장은 처음으로 평가를 시작하기 위한 준비이다.

간단한 질문 (Quick Questions)

1. 자세에 영향을 미치는 세 가지 요인은 무엇입니까?
2. 자세평가를 해야 하는 두 가지 이유는 무엇입니까?
3. 일반적인 자세평가가 적절하지 않을 수도 있는(이 교재에서 설명한) 두 가지 예는 무엇입니까?
4. 대부분의 경우, 자세평가 전에 의학적 병력을 아는 것이 중요한 이유는 무엇입니까?
5. 신체의 다양한 부분을 평가하는 것이 적절한 방법일 때, 대상자의 전체적인 모습을 살펴보는 것이 중요한 이유는 무엇입니까?

2

자세평가를 위한 준비
(Preparing for Postural Assessment)

이제 평가를 수행하기 위한 준비를 해야 한다. 이 장에서는 어떻게 평가를 해야 하는지, 필요한 도구가 무엇인지, 얼마나 오랫동안 해야 하는지에 대한 내용과 일반적 용어에 대한 개요가 수록되어 있다. 또한 이상적인 자세 정렬에 대한 좀 더 자세한 설명과 다음 장에서 자세평가를 함에 있어 기억해야 할 그림들을 보게 될 것이다. 시작 전에 고려해야 할 안전에 대한 개념과 일반적인 주의사항, 그리고 어떻게 증명하는지에 대한 정보를 제시한다.

필요한 도구 (Equipment Required)

자세평가를 수행하기 위한 학습 시에 다음과 같은 도구들은 유용하게 사용된다 :

- 따뜻하고 독립된 방
- 전신거울
- 신체 크레용 (닦을 수 있는 휴지)
- 자세평가표
- 골격모델

힌트 대학에서 이 책의 단계에 따라 스스로 자세를 평가해보는 것은 좋은 방법이다. 이러한 방법은 평가 대상이 느끼게 되는 것이 무엇인지를 경험할 수 있고, 스스로 평가 절차를 수행하면서 더 많은 정보를 획득할 수 있다.

신체 크레용은 손에 들고 사용하기에 유용하다. 아이들 얼굴에 그리는 크레용은 저렴하고 파티용품을 파는 대부분의 가게에서 쉽게 구할 수 있다. 그러한 것들은 일반적으로 독성이 없고, 알레르기 반응 또한 낮긴 하지만, 그것을 사용하기 전에 대상자에게 확인해보아야 한다. 친구나 가족을 대상으로 연습을 시작해본다. 크레용을 사용하여 대상자의 골격 경계를 표시하는 것은 골격 경계가 다른 구조물과 이루는 관계와 신체의 중심으로부터 평가하고자 하는 구조물까지의 거리를 판단하는데 도움이 될 것이다. 신체의 후면에 다음의 항목들을 표시해보아라 :

- 어깨뼈 안쪽 모서리(견갑골의 내측연, medial border of the scapula)
- 어깨뼈 아래각(견갑골의 하각, inferior angle of the scapula)
- 척추의 가시돌기(척추 극돌기, spinous process of the spine)
- 팔꿈치 머리(팔꿈치 주두, olecranon process of the elbow)
- 위뒤엉덩뼈 가시[후상장골극, posterior superior iliac spine (PSIS)]
- 무릎주름(knee creases)
- 종아리의 중심선(midline of the calf)
- 아킬레스건의 중심선(midline of the achilles tendon)

크레용을 사용하기로 결정했다면, 표시들을 지우기 위한 티슈를 준비해야 한다는 것을 기억해야 한다.

무엇을 찾아야하는지를 알려주고, 관찰한 것들을 기록하기 위한 표를 가지고 있는 것은 도움이 된다. 부록(141쪽)에 후면, 측면, 전면을 평가하기 위한 표의 예를 수록하였으며 3, 4, 5, 6장에서 단계적으로 사용하게 될 것이다. 마지막으로 전신크기의 골격모델을 가지고 있는 것은 해부학적 구조를 기억하고, 그것들의 크기와 위치를 파악하는데 도움이 될 것이다.

힌트 바닥에 세워놓는 골격모델 (매달려있는 것보다)을 사용한다면 척추체를 통과하는 중심축과 함께 세워져 있을 것이다. 이것은 모델의 척추가 정상적인 앞굽음과 뒤굽음을 나타내지 못하고, 편평해지는 것을 의미한다.

필요한 시간 (Time Required)

자세평가를 새롭게 시작한다면, 전면, 측면, 후면을 포함하여 전체를 평가하는데 최소 30분은 필요할 것이다. 연습을 충분히 했다면 모든 각도로부터 전체를 평가하는데 5분이나 그 이하의 시간이 소요될 것이다. 숙달된 의사들은 일반적인 자세뿐만 아니라 표준 자세로부터 크게 치우쳐져 있는 자세평가 또한 빠르게 수행할 수 있다. 지속적이거나 해결되지 않는 문제를 가진 대상자를 만났을 때 또는 재활의 한 부분으로 평가를 할 때는 자세 불균형이 문제의 원인이거나 미래에 문제를 야기할 수 있는 요인이 될 수 있다는 것을 고려해야 한다. 이러한 경우는 긴 시간 평가를 하게 된다.

자세평가의 단계 (Postural Assessment Steps)

자세평가가 유용하다는 것을 인식하고 환자 스스로 자신과 관련이 있다는 것을 이해한다면 치료사는 평가를 시작해야 한다. 대상자는 속옷 차림으로 서 있어야 하고 머리카락이 얼굴과 목을 가린다면 묶어야 한다. 여성 대상자라면 스포츠 브라는 어깨뼈와 척추를 가려 이 부분의 평가를 더욱 어렵게 하기 때문에 일반적인 브라의 착용이 더욱 바람직하다. 대상자의 일상적인 자세를 관찰하기 위해 특별한 방법으로 발의 위치를 놓는 것보다는 일반적으로 선 자세를 취하도록 지시한다.

평가를 시작하기 위해 대상자의 신체에 대한 일반적인 질문 몇 가지를 기억해야 한다. 표 2.1은 몇몇 질문들을 제시하고 있다. 이곳에 제시된 질문들은 구체적이지 않으면서 즉시 실행할 수 있도록 디자인되었다.

대부분의 사람들은 이러한 방법으로 신체를 측정하기 위해 옷을 벗고 선 자세를 취하라고 했을 때 상처받기 쉽다. 이것은 치료적 관계를 시작함에 있어 일반적으로 일어날 수 있는 평가 과정이다. 대상자와 치료사 사이의 신뢰와 친밀한 관계(rapport)의 형성이 이러한 절차를 수행하는데 있어

표 2.1 대상자의 신체에 대한 일반적인 질문

전체적인 자세	■ 하지에 체중이 균등하게 지지되어 있는가 아니면 한쪽으로 치우쳐 있는가? ■ 대상자의 균형이 잘 잡혀있는가 아니면 불균형 상태인가? ■ 대상자가 앞뒤로 흔들리는가 아니면 한쪽으로 흔들리는가?
신체 각 부분의 정렬	■ 신체 각 부분들의 관계가 다른 부분들과 조화 있게 보이는가? ■ 흉곽 위 중심에 머리가 위치해 있는가? ■ 골반 위 중심에 흉곽이 위치해 있는가? ■ 몸통으로부터 사지가 동일한 거리에 있는가?
뼈	■ 뼈들이 정상적인 모양을 하고 있는가? ■ 모양이 다르거나, 구부러졌거나 손상 받은 것처럼 보이는 뼈가 있는가?
관절	■ 관절이 자연스럽고 휴식 상태인 것처럼 보이는가 아니면 정렬이 바르지 않은 관절이 있는가? ■ 관절에 부종이 있는가?
근육	■ 신체의 좌우측에 대한 근육의 크기가 동일한가? ■ 근육이 비대해지거나 위축된 곳은 없는가? ■ 근육의 긴장도가 증가되었거나 감소된 곳은 없는가?
피부	■ 염증이나 변색 또는 건조해 보이는 곳은 없는가? ■ 상처나 흉터, 멍이 든 곳은 없는가?
신체적 자세	■ 대상자가 편안해 보이는가? ■ 대상자가 쉽게 자세를 유지할 수 있는가? ■ 긴장한 부분은 없는가?

결정적인 요인이 된다. 치료사가 환자를 대하는 자신만의 태도를 가진다고 할지라도, 전문가로서 치료사의 개인적인 성향에 부합하는 방법으로 평가를 수행할 것이다. 가능한 치료사는 개인적인 판단을 피하는 방식으로 관찰을 해야 한다.

치료사에게 관찰은 매우 흔한 일이고 이러한 사실은 환자에게 커다란 감정적 의미를 가지게 할 수 있다. 이러한 감정을 인정해야하고 관찰을 조심스럽게 수행해야 한다. 자세평가를 수행하는 동안 비판 없이 대상자를 도와주는 것은 치료과정의 한 부분인 재활 그리고 교육만큼 중요하다. 가장 좋은 결과는 대상자가 안전하고 편안하게 느끼며 자세평가에 대한 호기심을 갖게 되는 것이다. 그들의 신뢰와 자신감이 없이는 대상자들의 자세에 대한 정확한 결과물을 얻을 수 없을 것이다.

정렬의 기준 (Standard Alignments)

1장에서 학습했듯이 바람직한 자세정렬의 전통적인 이미지와 관찰의 결과를 비교해야 한다. 그러나 이상적인 정렬로서 결과를 설명하는 것보다 Kendall, Kendall 그리고 Boyton(1952)에 의해 사용된 용어와 그들이 제시한 *표준화된* 정렬을 사용한다. 이 책의 그림들은 자세를 관찰함에 있어 전통적인 모범답안으로 쓰이고 있다. 이러한 직립 자세에서 압박력(compressive force)은 관절면에 균등하게 분포되어 있기 때문에 이 그림들은 신체의 올바른 정렬의 대표로 여겨져 왔다.

그림에 나타난 관절의 정렬은 어떠한 연부조직의 장력 증가도 유발하지 않으며 자세의 흔들림을 교정하기 위해 근육이 해야 하는 일은 거의 없다. 적절한 관절 정렬로부터 치우치는 것은 인대의 스트레스를 증가시키고 일반적으로 신체 교정 기전의 한 부분으로써 손상된 부분의 위아래 관절을 제외하고 관절과 관련된 것보다 더 많은 노력이 근육에 가해진다. 부정렬이 지속된다면–즉, 이 책의 그림과 비교하여 치우쳐져있는–유해한 구조적 변화가 유발될 것이다.

관절이 이상적인 정렬상태에 있다면 관절의 굽힘이나 폄(신전, extension)을 위해 인대는 쌍으로 존재하는 경향을 보인다. 인대가 존재하지 않는 곳에서 근육은 관절이 기울어지는 것을 막기 위해 간헐적으로 수축하게 된다. 중력선이나 수직선(plumb line)이 관절의 앞쪽이나 뒤쪽으로 지나거나 지속적인 불균형적 자세를 유지해야 한다면 근육의 에너지 소비는 증가하게 된다. 모든 관절의 해부학과 기능을 완벽하고 포괄적으로 설명한 교재는 *관절 구조와 기능*(Joint Structure and Function; Leavangie and Norkin 2001)이다. 자세의 정적, 동적 조절에 대한 내용은 교재의 13장에서 설명하고 있다.

19, 20, 21쪽에 보여 지는 그림은 신체의 다양한 부분에 대하여 수직선(그림에서는 검은 수직선으로 나타낸다)이 지나가는 것에 대한 윤곽을 보여주고 자세가 바람직하거나 이상적이라고 말할 때 관찰되는 것들을 알려준다. 옆에 설명되어 있는 그림은 신체의 후면, 측면 그리고 전면에 대한 표준화된 정렬을 보여준다. 이 부분을 훑어보고 싶다면, 관찰해야할 것이 무엇인지를 단계적으로 설명해 놓은 3, 4, 5장을 봐야 한다.

정렬의 기준 (Standard Alignments)

표준화된 후면 정렬

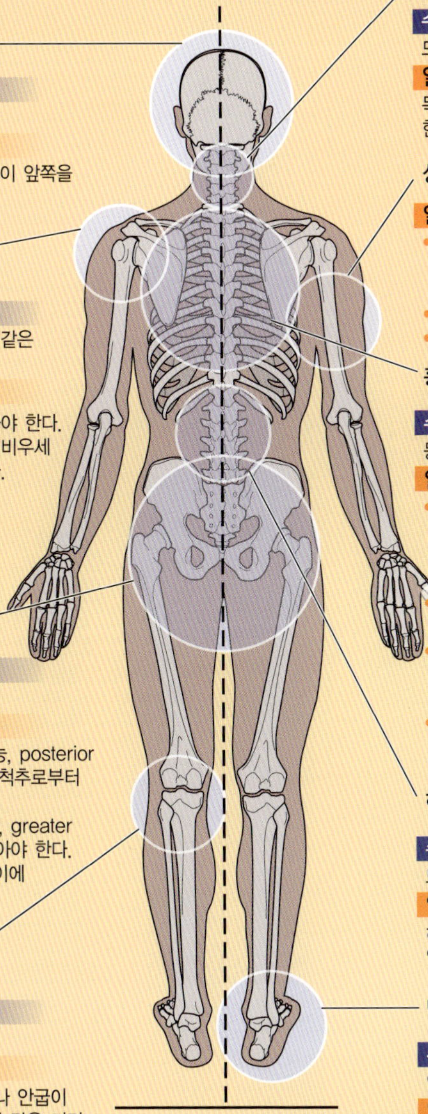

머리

수직선

두개골의 중심선을 지난다.

일반적인 관찰

머리는 외측 굽힘과 돌림 없이 앞쪽을 보고 있어야만 한다.

어깨

수직선

두 어깨뼈의 안쪽 모서리는 같은 거리에 있어야 한다.

일반적인 관찰

두 어깨의 높이는 거의 같아야 한다. 그러나 우세한 손의 어깨는 비우세 손의 어깨보다 낮을 수 있다.

골반과 넙다리

수직선

골반의 중심선을 지난다.

일반적인 관찰

- 위뒤엉덩뼈가시(후상장골능, posterior superior iliac spine)는 척추로부터 같은 거리에 있어야 한다.
- 넙다리뼈의 큰돌기(대전자, greater trochanter)의 높이가 같아야 한다.
- 엉덩이 주름이 동일한 높이에 있어야 한다.

무릎과 다리

수직선

두 무릎 사이

일반적인 관찰

- 두 다리는 밖굽이 무릎이나 안굽이 무릎 없이 수직선으로부터 같은 거리에 위치해야 한다.
- 종아리 근육의 크기는 좌우 다리가 같아야 한다.

목

수직선

모든 목뼈의 중앙선을 통과한다.

일반적인 관찰

목은 외측굽힘 없이 곧게 서있어야 한다.

상지

일반적인 관찰

- 팔은 몸통으로부터 같은 거리에 있어야 하고, 손바닥은 신체의 옆쪽을 보고 있어야 한다.
- 팔꿈치는 같은 위치에 있어야 한다.
- 손목은 같은 위치에 있어야 한다.

흉곽과 어깨뼈

수직선

등뼈의 중앙선을 통과해야 한다.

일반적인 관찰

- 어깨뼈는 척추로부터 같은 거리에 있어야 하며, 안쪽모서리까지의 거리가 최소 1.5–2 인치(3.8–5cm) 정도여야 한다.
- 어깨뼈는 흉곽에 대하여 앞쪽으로 기울어짐 없이 편평하게 위치해야 한다.
- 어깨뼈의 아래각은 같은 위치에 있어야 하며 어깨뼈의 올림이나 내림 또는 돌림이 나타나지 않아야 한다.
- 흉곽은 좌우가 대칭이어야 한다.

허리뼈

수직선

모든 허리뼈의 중앙선을 통과해야 한다.

일반적인 관찰

허리뼈는 좌, 우로 굽힘없이 곧게 서 있어야 한다.

발목과 발

수직선

안쪽 복사(내측과, medial malleoli) 사이

일반적인 관찰

- 가쪽 복사(외측과, lateral malleolus)는 동일한 높이에 있어야 한다.
- 안쪽 복사는 동일한 높이에 있어야 한다.
- 아킬레스 건은 수직으로 위치해야 한다.
- 발꿈치뼈(종골, calcaneus)은 수직으로 위치해야 한다.
- 발은 약간 바깥쪽으로 향해 있어야 한다.

표준화된 측면 정렬

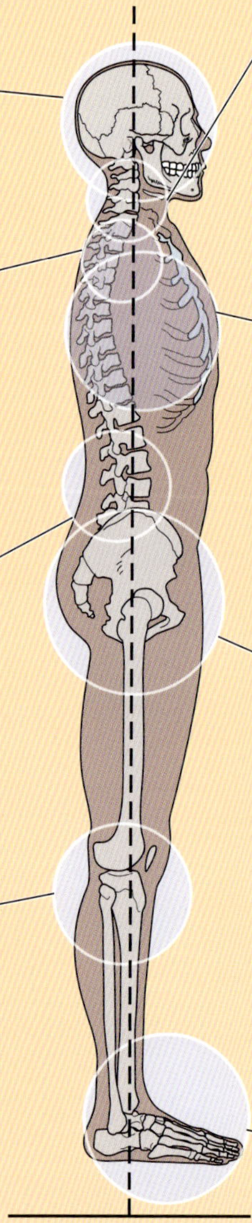

머리

수직선

귓불을 지나야 한다.

일반적인 관찰

머리는 흉곽의 위에 위치해야한다-턱이 앞쪽으로 밀려 나가서도 안되고 뒤로 당겨져서도 안 된다.

어깨

수직선

어깨관절을 통과해야 한다 : 특히 (그림에서 보이진 않지만) 어깨뼈 봉우리를 지나가야 한다.

일반적인 관찰

어깨는 안쪽이나(드문 경우) 바깥쪽으로 돌림되어 있지 않아야 한다.

허리뼈

수직선

허리뼈의 주체를 통과해야 한다.

일반적인 관찰

허리뼈는 과장되거나 납작하지 않은 정상적인 앞굽음(lordotic curve)을 가지고 있어야 한다.

무릎과 다리

수직선

무릎의 약간 앞쪽

일반적인 관찰

서 있는 자세일 때 관절에서 굽힘이나 과폄(hyperextension)이 나타나지 않아야 한다.

목

수직선

대부분 목뼈의 추체를 통과해야 한다.

일반적인 관찰

- 목뼈는 과도하거나 납작하지 않은 정상적인 앞굽음을 가지고 있어야 한다.
- 목뼈와 등뼈의 결합부위(cervicothoracic junction)에서 노인의 등(dowager's hump)과 같은 변형이 나타나지 않아야 한다.

흉곽과 어깨뼈

수직선

몸통을 통과하는 중심선

일반적인 관찰

- 과하거나 납작하지 않은 정상적인 뒤굽음 커브(kyphotic curve)을 가지고 있어야 한다.
- 가슴은 과도하게 상승(군인 자세)되어 있거나 내려가지 않고 편안하게 직립 자세를 유지해야 한다.

골반과 넙다리

수직선

넙다리뼈의 큰돌기를 통과해야 한다.

일반적인 관찰

- 골반은 중립 위치에 있어야 한다. 위앞엉덩뼈가시(전상장골극, ASIS)는 두덩뼈(치골, pubis)과 같은 수직면 상에 위치해야 한다.
- ASIS와 PSIS는 거의 같은 면에 위치해야 한다.
  골반은 앞쪽이나 뒤쪽으로 기울어지지 않아야 한다.
- 엉덩이와 허벅지 근육의 크기는 좌우측 모두 같아야 한다.

발목과 발

수직선

가쪽 복사의 약간 앞쪽

일반적인 관찰

발목의 정상적인 발등굽힘(배측굴곡, dorsiflexion)이 나타나야 한다.

측면의 표시점으로 사용하기 위한 수직선은 대부분의 목뼈체와 귓불을 따라 수직으로 통과해야만 하고, 이것은 외측상과의 약간 앞쪽에 위치하고 귓불과, 목뼈, 어깨뼈 봉우리 또는 여기에 나타나 있는 다른 구조물들에 가까이 위치하지 않아야 한다는 것을 기억해야 한다. 수직선은 신체를 이등분하여 앞, 뒤쪽으로 신체의 동등한 부분이 나타나야 한다.

표준화된 전면 정렬

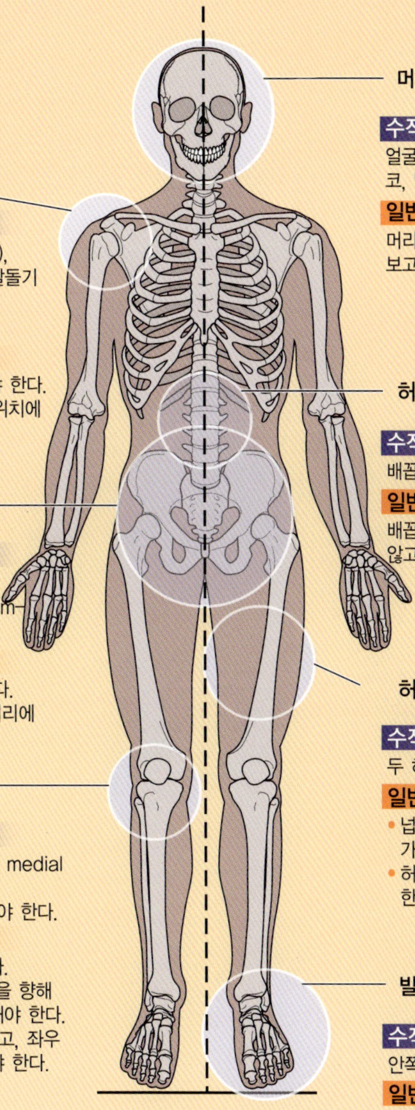

머리

수직선

얼굴의 중앙을 관통해야 한다: 이마, 코, 턱을 지나야 한다.

일반적인 관찰

머리는 돌림이나 외측 굽힘없이 전면을 보고 있어야 한다.

어깨

수직선

복장뼈 자루(흉골병, manubrium), 복장뼈(흉골, sternum), 그리고 칼돌기(검상돌기, xyphoid process)를 관통한다.

일반적인 관찰

- 어깨는 거의 같은 높이에 있어야 한다.
- 빗장뼈(쇄골, clavicle)는 같은 위치에 있어야 한다.

허리뼈

수직선

배꼽을 관통해야 한다.

일반적인 관찰

배꼽은 오른쪽이나 왼쪽으로 치우치지 않고 중앙에 위치해야 한다.

골반

수직선

- 골반을 이등분
- 두덩뼈결합(두덩결합, pubic symphysis)을 관통한다.

일반적인 관찰

- ASIS가 같은 높이에 있어야 한다.
- ASIS가 중심선으로부터 같은 거리에 있어야 한다.

허벅지

수직선

두 허벅지까지의 거리가 같아야 한다.

일반적인 관찰

- 넙다리뼈는 곧아야 하고 안쪽돌림이나 가쪽돌림이 나타나지 않아야 한다.
- 허벅지 근육의 크기는 좌우측이 같아야 한다.

무릎과 다리

수직선

- 무릎의 넙다리 융기(대퇴내측과, medial femoral condyles) 사이
- 다리사이에서 같은 거리에 있어야 한다.

일반적인 관찰

- 무릎이 같은 높이에 있어야 한다.
- 무릎뼈(슬개골, patella)는 앞쪽을 향해 있어야 하고 같은 높이에 위치해야 한다.
- 정강뼈(경골, tibia)은 곧아야 하고, 좌우측 다리의 근육은 같은 크기여야 한다.

발목과 발

수직선

안쪽 복사 사이

일반적인 관찰

- 안쪽 복사는 같은 높이에 있어야 한다.
- 발은 중심선으로부터 약간 바깥쪽을 향해 있어야 한다.

수직선 (The Plumb Line)

수직선은 중력선을 의미 한다; 이것은 몸의 중력중심에서부터 신체의 지지면까지 이어지는 수직선이다. 인간의 중력 중심은 두 번째 엉치뼈 몸체의 약간 앞쪽이다. 수직선이 이 그림들에 포함되어 있을지라도, 자세평가를 수행하는 많은 사람들은 수직선과 특별한 신체 부분 사이의 관계 보다는 신체의 한 부분과 다른 부분 사이의 관계에 관심을 가져야 한다.

수직선은 대상자를 측면에서 관찰할 때 가쪽 복사의 앞쪽(대략 1 인치 또는 2.5cm 전방)에 수직선을 위치시키고 전면, 후면에서 관찰할 때는 안쪽 복사로부터 같은 거리에 수직선을 위치시키는 것과 같은 방법을 사용하여 대상자의 자세를 평가함에 있어 전통적으로 사용되어 졌다. 대상자들이 바른 자세를 확인할 수 있도록 전문가들은 대상자들의 발에 페인트를 칠하고 종이나 발판(plinth)위에 올려놓도록 한다. 그러나 이러한 방법은 비정상적인 발의 위치를 취하도록 대상자에게 강요하는 결과를 가져올 수 있기 때문에 비난 받아왔다. 실질적으로 대상자들은 색칠한 발의 위치가 허용하는 것보다 더 넓게(또는 좁은) 서 있거나, 허용되는 발의 위치보다 크거나 작은 각도로 발을 안쪽이나 바깥쪽으로 향하도록 서 있을지도 모른다. 수직선의 사용이 자세에 대한 연구를 수행하는데 가치가 있더라도 실제적으로, 일부 전문가들은 수직선의 사용(수평면에 대한 신체부분의 정렬을 측정하기 위해 격자무늬 종이를 사용)이 필요하지 않고 번거롭다고 얘기한다.

힌트 전통적으로, 대상자의 머리는 어깨뼈 봉우리와 귀를 통과하는 수직선과 가슴(흉곽, thorax)위에 정확하게 위치한다. 그러나 어깨관절은 움직이는 구조이기 때문에 어깨뼈가 앞쪽으로 이동되어 있다면 머리는 수직선과 관련하여 부적절한 위치를 보이게 되고, 이러한 경우에 실제적으로 어깨뼈는 정렬에서 벗어나 있게 된다.

'표준적인' 앉은 자세를 정의하는 것은 이러한 자세가 존재하지 않기 때문에 어려운 일이다. 앉은 자세는 앉아 있는 동안 해야 하는 일이 무엇인지와 대상자의 요구를 수용하기 위해 필요하다. 그림 2.1은 엉덩관절이 어느 정도 굽힘 되어 있는 자세를 추천한다. 그러나 이것은 대상자가 책상에 앉아 있거나 또는 그렇지 않거나, 기차를 운전하거나, 식사를 하거나 화장실을 이용하는 것과 같은 예를 추측한 것이다. 일반적으로 머리가 흉곽위에 위치하거나 무릎관절이 편안하게 굽힘 되어 허리뼈를 지지하고 발이 바닥에 편평하게 위치할 때 바른 자세가 될 수 있다.

결과의 기록 (Documenting Your Findings)

치료사들은 자세평가를 수행하면서 발견한 결과들을 기록하기를 원한다. 이를 위한 많은 방법들이 존재한다. 가장 일반적인 방법은 단순하게 손으로 결과를 기록하는 것이며 이와는 반대로 결과를

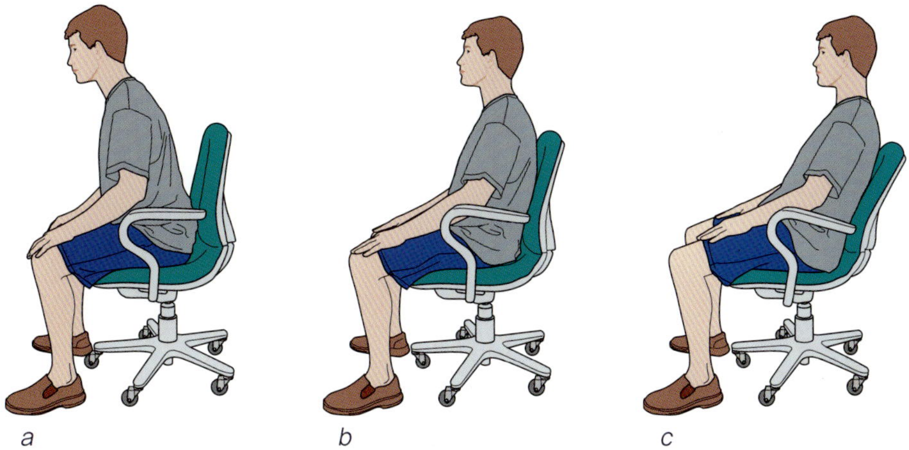

그림 2.1 일반적으로 추천하는 몇몇 앉아 있는 자세. ***a***와 ***c*** 자세는 금지해야만 하고, ***b*** 자세는 척추와 연부조직에 대해 스트레스를 감소시킬 수 있다.

중립적인 골반의 위치 (Neutral Pelvic Positions)

새로운 주제로 넘어가기 전에 중립적인 골반이 무엇을 의미하는지에 대하여 명확하게 하고 싶다. 중립적 골반은 그림 2.2처럼 후면에서 보았을 때 좌우 엉덩뼈 능선(장골능, iliac crest)과 좌우 PSIS, 그리고 좌우 궁둥뼈(좌골, ischia)가 같은 위치에 있는 것을 의미한다.

그림 2.3처럼 측면에서 보았을 때 ASIS와 두덩뼈(치골, pubic)가 거의 동일한 면에 존재해야 한다.

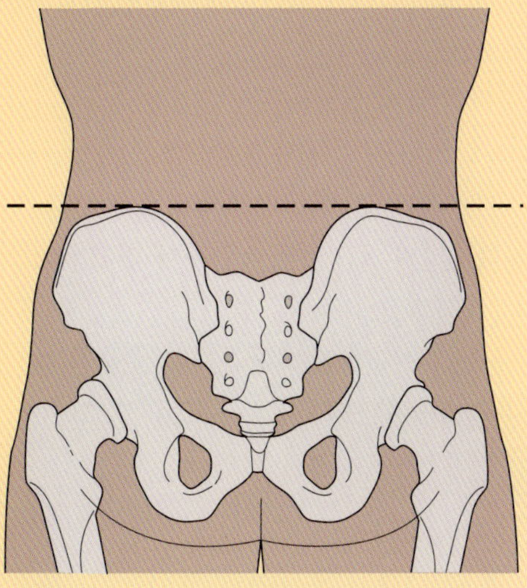

그림 2.2 후면에서 본 중립적 위치의 골반.

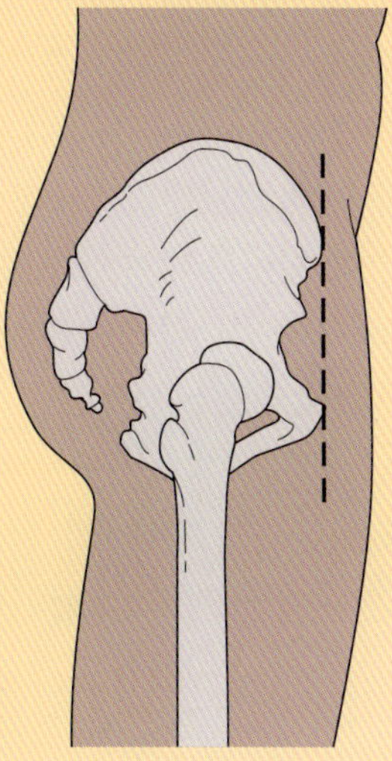

그림 2.3 측면에서 본 중립적 위치의 골반.

녹음기에 녹음할 수도 있다. 연구의 한 부분으로 자세평가를 수행한다면 분석할 사진을 찍을 때 서류에 참여자가 허락한다는 사인을 하도록 요청해야 한다. 소리로 기록된 정보는 빠르고 쉽지만, 결과를 알고 싶어 하지 않는 대상자들에게는 혼란을 주게 될 것이다. 사진은 평가 시간 이후에도 가지고 있을 수 있지만, 치료사 앞에 서 있는 대상자를 대신할 수는 없다. 이 책에는 많은 참가자들의 사진을 첨부하였다. 이러한 방법으로 자세를 평가할 때 얻는 이점 중 하나는 본문의 정보를 가장 잘 뒷받침할 수 있는 자세와 차이점들을 확인하고 사진들을 보며 자신만의 시간을 가질 수 있다는 점이다. 반면, 단점은 사진이 어떠한 명확성을 나타내기는 하지만, 실물 크기가 아니라는 점이다.

자신에게 가장 적절한 방법으로 정보를 기록해야 한다. 예를 들면, 시각장애를 가진 치료사는 촉진으로 대상자를 '관찰' 할 것이다. 치료사는 나중에 기록을 위해 녹음하면서 손을 사용하여 다양한 신체 부분 사이의 관계를 평가할 것이다. 몇몇 치료실에서 치료사는 규정화된 형태로 관찰한 결과를 기록하게 될 것이다. 임상 시험은 종종 자와 각도기와 같은 측정 도구를 사용하여 표준화되어 있는 자세로부터 대상자가 얼마나 치우쳐져 있는지를 기록하도록 요구한다. 매일 수행하는 평가 속에서 대부분의 치료사들은 치우침이 있는지와 그 치우침이 약하게 나타나는지, 적당한지, 두드러지게 나타나는지를 기록한다. 종종 화살표시를 하거나 색칠을 하는 것은 근 긴장도가 증가되었거나 신체 부분의 치우침을 나타낼 때 사용한다. 자세평가를 시작하기 위해 부록에 있는 자세평가 표를 찾게 될 것이다.

주의사항과 안전에 대한 문제 (Cautions and Safety Issues)

자세평가를 수행함에 있어 몇 가지 금기사항이 있다. 대상자가 오랜 시간 서 있는 것(또는 앉아 있는 자세를 평가한다면, 장시간 앉아 있는 것)에 의해 통증이 나타난다면 자세평가는 불가능하다. 저혈압을 가진 대상자는 너무 오랫동안 세워두면 현기증이 유발될 수도 있으므로, 의자를 손에 닿도록 둔다. 불편함 없이 서있을 수 있지만 균형을 잘 유지하지 못하는 대상자를 평가할 때는 주의를 기울여야 한다. 이러한 것은 노인이나 하지의 손상이나 수술로부터 회복기에 있거나 전체적인 체중 지지를 최근에 시작한 대상자들에게 있어서는 일반적인 일이다.

자세평가를 시작하기 전에 대상자들이 적절하게 탈의하고 있는지를 확인해야 한다. 4쪽에 나온 노인은 최근에 넘어져 멍이 들어있었기 때문에 조끼를 입은 상태로 평가받기를 원했다. 그 대상자의 멍든 부분을 평가한다면 상의를 벗으라고 요구하겠지만, 한 손에 지팡이를 짚고 서있는 상태로 대상자에게 스스로 옷을 벗으라고 하는 것은 매우 위험한 일이다.

마지막으로, 대상자의 신체에 얼굴 크레용을 사용하여 표시한다면 대상자가 크레용에 대한 알레르기 반응이 나타나는지를 확인해야 한다. 알러지 반응은 이러한 크레용에는 드물다. 그러나 크레용을 사용한 곳의 피부에 혈류의 흐름이 증가하는 것이 보인다면 표시들을 지워야한다.

끝맺음 말 (Closing Remarks)

충분한 준비가 되었으므로, 첫 번째 평가를 시작할 시간이 되었다. 후면, 측면 또는 전면을 선택하고 단계적으로 설명해줄 수 있는 적당한 장(chapter)을 찾도록 한다.

간단한 질문 (Quick Questions)

1. 자세평가를 수행함에 있어 유용하게 쓰이는 4가지 도구는 무엇인가?
2. 후면 자세평가를 시작하기 전에 뼈의 표시를 찾는 것에 도움을 주는 것은 무엇인가?
3. 대상자의 전체적인 자세, 정렬, 골격, 관절, 근육, 피부와 신체적 태도에 대하여 스스로에게 물어보는 다섯 가지 일반적인 질문들은 무엇인가?
4. 중립자세의 골반은 어떤 상태를 말하는가?
5. 자세평가의 금기증은 무엇인가?

자세평가의 수행
(Carrying Out Postural Assessments)

제 2부에서는 후면(3장), 측면(4장), 전면(5장) 그리고 앉아 있는 자세(6장)에서의 자세평가를 수행할 수 있는 단계적인 정보를 제공한다. 머리와 목을 시작으로 어깨, 가슴, 팔, 허리뼈, 골반, 넙다리, 다리와 발을 따라 내려가며 관찰해야하는 것이 무엇인지를 알려주고, 관찰 결과가 가지는 다양한 의미를 설명하고 있다. 이 장에서는 근육이 짧아지고 단단해지는 것과 길어지고 약해지는 것이 관계가 있는지에 대한 확인을 도와준다. 첨부되어 있는 자세평가 그림은 평가를 수행하는 동안 관찰해야할 것들을 문서화 하는데 도움을 줄 것이다. 자세하게 설명된 자료들을 통해 2장에서는 관찰을 위해 무엇을 학습해야하는지 기억해야한다.

서문에 나타난 것처럼, "결과 해석" 부분은 근육의 기능뿐만 아니라 저자의 경험에 대한 일반적인 내용들을 바탕으로 구성되어 있다. 독자들은 이 부분에 제시되어 있는 질문들과 *의미있는 문장으로 인해 포괄적인 사실들* 보다 더 많은 것들을 알게 될 것이다. 하나 이상의 원인을 가지거나 복합적인 요인으로부터 야기되는 결과를 가지는 많은 자세에 대한 내용을 알 수도 있다. 이러한 이유로, 평가 과정의 한 부분을 형성하게 된다. 대상자의 진단명을 확인하기 위해 촉진, 관절가동범위 평가, 그리고 근육 길이 측정을 수행한다.

좋은 교재는 이러한 대상자에 대한 많은 정보들로 구성되어 있어야 한다. 예를 들면, 모든 측면에서의 관절평가에 대한 정보를 제공하는 최고의 교재는 '*정형외과적인 신체평가*(Magee 2002)' 와 '*일반적인 근골격계 손상의 관리*(Hertling & Kessler 1996)' 이다. '*근육 평가와 기능*(Kendall, McCreary and Provance 1993) '은 근육의 평가 방법뿐만 아니라 자세에 대한 많은 정보로 구성되어 있다. 관절에 대하여 간단하게 참고하기 위한 최고의 교과서는 '*관절운동의 임상적 평가*(Green and Heckman 1993)' 이다. 또한 '*관절의 구조와 기능*(Levangie and Norkin 2001)' 은 정상적인 관절의 위치와 관절에 영향을 미치는 요인에 대한 뛰어난 그림과 설명을 제공하고 있다.

학생들은 자세의 전체적인 평가를 위한 지침을 필요로 하기 때문에 "결과 해석" 부분이 포함되었다. 예를 들면, 관절이 휴식상태일 때 자세에 대한 견해는 해부학적인 요인에 의한다. 자세를 유지하는 방법은 어떻게 느끼고 있는지 지속적인 감정 상태에 의해 영향을 받는다고 믿는다. 이러한 결과에 대한 나의 제안을 인정하라고 요구하지는 않지만, 평가를 위한 시작점으로써 사용하는 것은 좋다고 생각한다.

이 교재에 수록된 자세를 그리기 위하여, 18명을 대상으로 다양한 사진을 수집하였다. 각 대상자들은 자연스럽게 선 자세로 전면, 측면, 그리고 후면의 사진을 찍었다. 어떻게 서야하는지를 얘기해주지 않았고, 발을 놓아야 할 자리를 알려주는 발자국 표시(footprint)를 사용하지 않았다. 사진은 교재 내에서 특별한 단계를 표현하기 위해 부분적으로 사용되어졌고, 이것들은 주목할 만한 대상자의 자세에서 뿐만 아니라 전반적으로 기억해야 할 것들이다. 다음 장을 공부할 때 보여지는 것과 사진을 비교하고 평가하여 교재에서 설명한 특징들을 구분해낼 수 있을 것이다.

3

후면 자세평가
(Posterior Postural Assessment)

첫 번째 평가를 시작해보자. 이 장에서는 환자의 후면 자세를 평가하는 방법을 배우게 될 것이다. 환자의 전체적인 자세를 관찰하는 것이 필요하지만 자세평가의 수행 방법을 처음 배울 때는 머리부터 발가락까지 눈을 움직여 대칭과 균형에 대한 일반적인 느낌을 갖도록 해야 한다. 이것은 신체를 부분 부분으로 나누고, 반대 부분을 관찰하는데 도움을 준다. 각 단계에 따른 수행과 관련된 질문에 대해 답을 찾는 것은 후면 자세 평가를 수행하기 위한 방법을 배울 수 있다. 각 단계에는 근육의 단축과 신장에 대한 정보가 있는 "결과 해석"을 포함한다. 이 장을 다 읽은 후에는, 관찰한 불균형의 원인이 무엇인지에 대한 통찰력을 가지게 될 것이다. 이러한 불균형은 통증, 불편함 또는 관절의 제한을 야기하게 될 것이다.

첫째로, 142쪽에 첨부되어 있는 후면 자세평가차트(posterior postural assessment chart)를 준비한다. 이 차트는 17장을 통해 배우게 되는 단계와 일치 한다: 상체를 위한 17 단계와 하체를 위한 14 단계로 총 31 단계로 구성되어 있다. 머리부터 발끝까지 나타난 것들을 평가해야 하지만, 모든 평가의 단계를 수행할 수 있는 것은 아니다. 자세 평가를 처음 수행할 때 읽어보고, 이 장을 다 읽은 후 차트를 사용하는 것이 최고의 방법이다.

"자세평가를 위한 준비"를 설명한 2장은 환자의 평가를 위해 읽어야 한다. 환자는 따뜻한 방에 거울을 마주보고 편안하게 서 있어야 하고 치료사는 등 뒤에 있어야 한다. 경험이 있는 평가자는 5-10분 내에 자세평가(후면, 바깥쪽과 전면)를 수행할 수 있을 것이다. 그러나 첫 학습 때는 더 오래 걸릴 것이고 따라서 가족이나 친구를 대상으로 연습이 필요하다. 이 책의 순서화된 각 단계를 통해 평가하고 환자가 앉아서 쉴 필요가 있거나 체온이 떨어지기 시작한다면 쉬는 시간을 가져야 한다.

힌트 환자는 속옷을 착용하고 자세평가를 실시한다. 이것은 자세평가를 처음 배울 때 전체 몸을 관찰하기 위해 중요하고, 처음에는 상체를 관찰하고 다음으로 하체를 평가한다. 이러한 방법은 환자가 옷을 일부 착용한 상태로도 할 수 있으며 이전에 자세평가를 받아보지 않은 대상자들은 좀 더 편안하게 검사 받을 수 있다.

검사를 위해 여자 대상자는 브라를 착용하고, 남자 대상자는 상체를 탈의한 상태로 평가한다. 여성 대상자가 등 모양이 T자 형태인 스포츠 브라를 착용했다면, 등뼈와 어깨뼈 아래각이 종종 가려지기 때문에 모든 단계를 완벽하게 평가하기 어렵다.

힌트 자세평가를 실시할 때 대상자의 차트는 닿기 쉬운 곳에 두어야 한다. 그러나 대상자를 평가하여 기록할 때 머리를 돌리거나 기울이면 결과가 변하기도 하며 특히, 머리와 목, 그리고 어깨를 평가하는 1–5단계를 수행할 때 주의해야 한다.

1 단계 귀 높이 (Ear Level)

처음 관찰할 것은 대상자의 귀 높이이다. 귀를 관찰할 때 대상자의 머리카락 길이가 짧다면 귀볼의 위치를 파악하는 것이 용이할 것이다; 긴 머리카락을 가지고 있다면 머리를 높게 묶어 관찰하는 곳이 가려지지 않도록 해야 한다. 대상자의 목을 관찰할 수 없다면 평가지를 빈칸으로 남겨 두어야 한다.

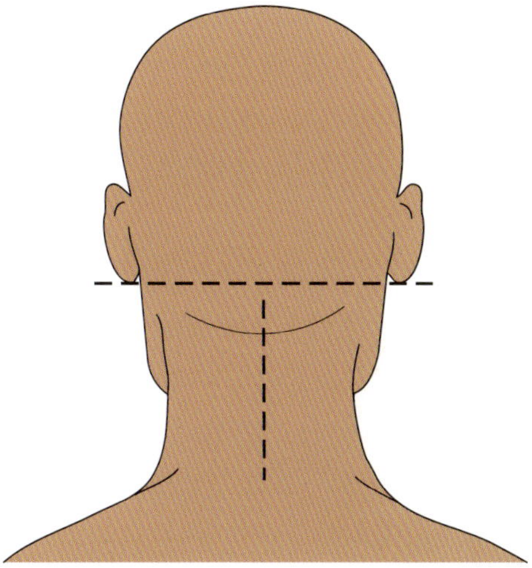

힌트 몇몇 대상자들은 무의식적으로 머리를 올려 관찰하는 곳이 가려지지 않도록 한다. 이러한 행동은 중립적 자세(예, 양쪽으로 팔을 이완한 상태로 서 있기)의 관찰을 필요로 하는 머리와 목, 어깨의 위치를 변화시키기 때문에 금지해야 한다.

결과 해석 귀의 높이가 같지 않은 것은 대상자의 머리가 한 쪽으로 기울어지고 목뼈가 측면으로 굽힘되어 있다는 것이다. 목의 바깥쪽굽힘은 목이 굽힘 된 부분의 측면 근육들이 짧아진 결과일 수 있다. 예를 들면, 머리가 오른쪽으로 기울어져 있다면 오른쪽 어깨올림근(견갑거근, levator scapulae), 목빗근(흉쇄유돌근, sternocleidomastoid), 목갈비근(사각근, scalene)과 같은 방향의 상부 등세모근(상부승모근, upper trapezius)도 짧아져 있을 것이다.

2 단계 머리와 목 기울어짐 (Head and Neck Tilt)

1단계에서 대상자의 귀를 관찰할 수 없었더라도 2단계의 평가를 할 수 있다. 이 단계에서는 머리가 한 쪽으로 기울어져 있는지를 관찰하고 목에서 바깥쪽 굽힘이 나타나는지 살펴본다.

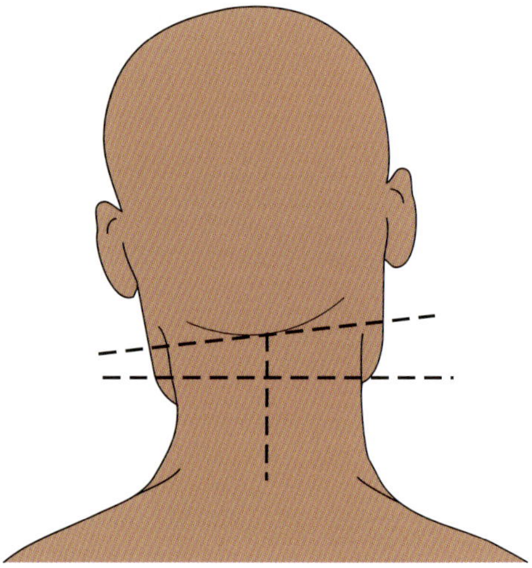

결과 해석 1단계처럼 머리가 한 쪽으로 기울어져 있다면, 머리가 기울어진 쪽의 머리와 목을 바깥쪽 굽힘 시키는 근육이 짧아져 있다는 것을 의미한다. 예를 들면, 대상자가 왼쪽으로 기울어져 있다면 왼쪽 상부 등세모근, 왼쪽 어깨올림근, 목빗근, 목갈비근이 짧아져 있다는 것을 나타낸다. 어깨 통증이 있는 대상자들은 움직임을 최소화하고 불편함을 줄이기 위해 통증이 있는 방향으로 목을 굽힘 시킨다.

힌트 만약 대상자가 사경(torticollis)이 있다면, 바깥쪽굽힘이 나타날 것이다. 목 근육의 경련에 의한 '구부러진 목(wry neck)'은 목의 가쪽굽힘과 돌림을 야기한다. 이것은 일반적으로 교통사고 후에 나타난다.

3 단계 목뼈 돌림 (Cervical Rotation)

다음으로 목뼈에 돌림이 있는지를 확인해야 한다. 대상자의 머리가 똑바로 서 있는지 아니면, 오른쪽이나 왼쪽으로 기울어져 있는지 확인한다.

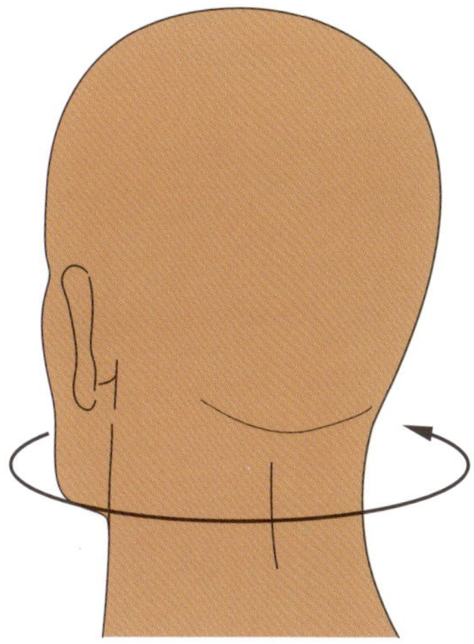

힌트 머리의 돌림을 평가하기 위한 하나의 방법은 환자 얼굴의 한쪽 면이 다른 쪽보다 더 많이 보이는지를 관찰하는 것이다. 한쪽 눈썹이 더 많이 보이는지 아니면 뺨이 더 많이 보이는지 확인한다.

그림의 두 대상자는 앞쪽을 보고 서 있다고 믿고 있다. 가까이서 본다면 턱이 한쪽으로 약간 돌아간 것을 볼 수 있다. 남자는 오른쪽으로 돌아간 반면(턱이 오른쪽으로 좀 더 돌아간 것을 볼 수 있다), 여자는 왼쪽으로 돌아가 있다(턱이 왼쪽으로 좀 더 돌아간 것을 볼 수 있다). 이것은 감지하기 힘들지만 대상자가 목통증을 호소한다면 이와 관련이 있다.

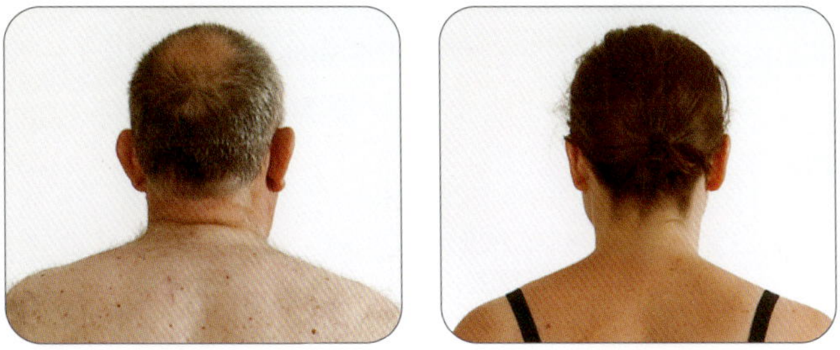

결과 해석 알고 있는 것처럼, 목빗근과 목갈비근을 포함한 많은 근육들은 머리를 돌림시킨다. 여자는 오른쪽 목빗근과 왼쪽 목갈비근의 긴장과 함께 왼쪽 어깨올림근의 긴장을 동반하고 반대측 목에 있는 같은 근육들도 이와 관련이 있다.

4 단계 목뼈 정렬 (Cervical Spine Alignment)

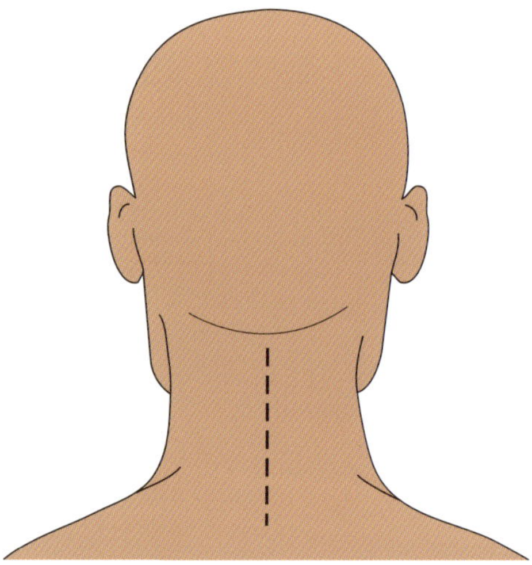

대상자들의 목뼈가 똑바를까? 이 단계는 2, 3단계와 유사하지만 머리나 목의 위치보다 척추를 더욱 고려해야 한다. 목의 폄근을 본다: 한 쪽에 긴장이 증가되어 있지는 않은지 확인한다. 이론적으로 자세평가는 관찰에만 의존한다. 그러나 실질적으로 처음 배울 때는 촉진이 유용하다(골반의 엉덩뼈 능선(iliac crest)과 후상방궁둥뼈결절(PSIS)의 촉진에 필요한 내용은 51, 54쪽에 나타난 하체 자세평가의 2, 3단계를 참고한다). 대상자가 서 있는 자세에서 목뼈의 정렬을 평가하는 가장 쉬운 방법은 가시돌기를 촉진하여 펜과 크레용을 사용하여 표시하는 것이다. 그리고 뒤에 서서 표시한 점을 관찰한다.

힌트 목뼈를 촉진할 때 머리와 목을 안정화시키기 위하여 환자의 이마에 한 손을 살며시 놓는 것이 도움이 된다.

목뼈를 촉진하는 것은 몇몇 이유에 의해 어려울 수 있다. 첫째, 목뼈의 가시돌기가 두 개로 나눠어져 붙어 있다면 자연스럽게 서 있는 자세에서 목의 각각을 촉진하는 것이 어렵다. 둘째, 가시돌기가 항인대(ligamentum nuchae)의 아래 깊숙한 곳에 위치한 경우이다. 셋째, 목의 폄근은 서 있는 자세에서 활성화되기 때문에 수축한 근육과 두꺼운 조직을 통해 촉진해야 한다는 것이다.

힌트 펜을 사용한다면 촉진할 때 가시돌기가 느껴지는 곳에만 표시해야하고, 있을 것이라고 추측되는 곳에는 하지 말아야 한다. 촉진할 때 척추가 중심선에서 오른쪽이나 왼쪽으로 멀게 느껴지는 경우가 종종 있고, 있어야 한다고 생각되는 곳에 표시해야할 것 같은 생각이 들게 된다. 척추에서 발견된 부정렬 상태가 어떤지 기록해야 한다.

결과 해석 우리 중 몇몇은 똑바른 척추를 가졌다. 대상자의 뒤에 서서 표시를 보면 모든 것을 볼 수 있지만, 정렬에 있어 척추 하나하나는 나타나지 않는다. 정렬에서 벗어난 추체를 알아내는 것은 대상자의 문제를 파악할 수 있는 요인이 되기 때문에 특히 마사지 치료사에게 유용하다. 또한 경험이 있는 물리치료사, 정형외과의사와 카이로프랙터가 적절한 진단을 내릴 때 좋은 예가 된다.

힌트 목뼈가 똑바른 것처럼 보이지 않는다면 대상자에게 이러한 정보를 주의 깊게 전달해야 한다. 목뼈의 부정렬 상태를 대상자들에게 알려준다면 대부분의 대상자는 걱정을 하게 될 것이다. 우리 중의 많은 사람들은 척추가 바르게 위치하지 않아도 통증이나 어떤 문제도 호소하지 않는다. 목에 표시를 하는 목적은 자세평가 기술을 학습할 때 편향(deviation)되어있는 것을 확인하기 위해서 이다. 이러한 편향은 치료에 도움을 줄 수 있는 부가적인 정보를 제공하게 될 것이다.

5 단계 어깨높이 (Shoulder Height)

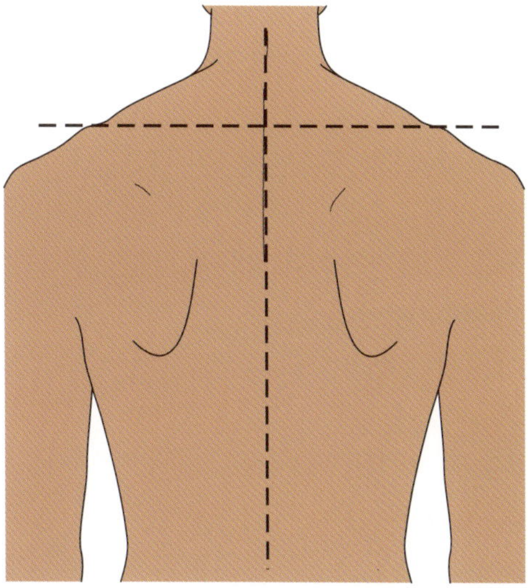

지금부터는 환자의 어깨를 관찰한다. 어깨의 높이가 한 쪽으로 더 높아져 있는지 확인한다.

결과 해석 어깨올림근과 상부 등세모근의 긴장은 한 쪽 어깨를 다른 쪽에 비해 높아지게 만든다. 어깨뼈가 올림되어 있다면, 올림된 어깨뼈의 아래각이 반대쪽 어깨뼈 아래각에 비해 높아져 있을 것이다. 여기 흥미로운 질문이 있다 : 한 쪽 어깨가 실제로 올라가 있는 것인지 아니면 반대쪽이 낮아져 있는 것인지 어떻게 알 수 있을까? 단순한 운동을 시도해 보아라 : 어깨를 으쓱하여 어깨뼈를 올림 시킨 후 이완한다. 그리고 어깨를 내리고 이완한다. 이러한 어깨뼈 움직임에서 어깨뼈가 위로 올라가 있는지 아니면 아래로 내려가 있는지를 확인할 수 있다. 대부분의 사람들에서 어깨를 내리는 것보다 어깨를 으쓱하는 동작에서 더욱 쉽게 발견된다. 대상자의 오른쪽 어깨가 높게 보인다면, 그 이유는 왼쪽 근육과 비교했을 때 오른쪽 근육이 더욱 단축되고 짧아져있기 때문이다. 신경학적인 질환(예, 뇌졸중)을 가진 환자를 평가했다면 이러한 이유에서 제외되고, 신체의 한쪽 긴장도가 낮아진 결과로 어깨가 낮아지게 된다.

치료사들이 많은 사람들을 관찰한 결과에 의하면, 우세한 어깨는 일반적으로 내려가 있고 앞쪽으로 나가있다. 오른 손잡이라면 오른쪽 어깨는 왼쪽 어깨에 비해 조금 내려가 있고 앞쪽으로 전진되어 있을 것이다.

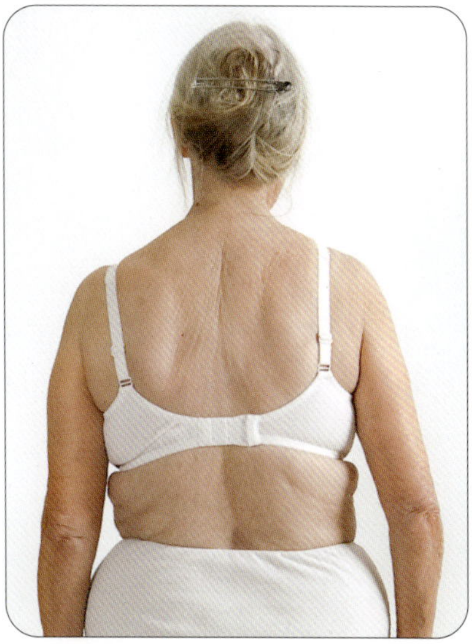

목통증이 있는 환자는 불편함을 감소시키기 위해 어깨를 올린다. 옆 사진을 찍을 때 우리는 이 대상자에게 이완된 상태, 즉 편안한 상태로 서 있으라고 요구했다. 사진을 보고 오른쪽 어깨가 어떻게 보이는지 관찰한다. 과거 사진을 찍은 시점에는 목통증이 존재하였으나, 수개월이 지난 후 통증이 사라졌다. 이 여성의 오른쪽 어깨는 상승되어 있고 환자의 머리가 바깥쪽으로 굽힘되고 약간 오른쪽으로 돌림되어 있다.

6 단계 근육 크기와 긴장도 (Muscle Bulk and Tone)

치료사가 관찰할 수 있는 다른 것은 어깨의 근육 크기가 증가되었거나 감소되어 있는 것이다. 자세평가차트에 색칠하거나 표시하여 긴장도의 증가나 감소를 나타낼 수 있다.

결과 해석 노동자는 무거운 물건을 들거나 옮길 때 사용하는 쪽의 근육이 비대해질 수 있다. 유사하게, 운동선수도 우세한 쪽 근육의 부피가 증가할 수 있다. 예를 들면, 오른손잡이 양궁선수는 어깨뼈를 뒤로 밀기 위해 오른쪽 마름근을 최대로 수축시켜 활을 뒤로 당기기 때문에 오른쪽 마름근이 비대해진 것이 관찰된다. 결과적으로, 유착성 관절낭염 환자나 상지를 고정한 환자는 손상 측에서 위축이 관찰된다.

힌트 위축의 결과로 인한 어깨의 사용제한은 모든 근육에 해당되고, 특히 노인은 체지방이 낮고 근육 부피도 나이가 어린 대상자보다 작다. 손상된 쪽에 위축이 나타나기 때문에 가시위근(극상근, supraspiatus)과 가시아래근(극하근, infraspinatus)을 관찰해 한 쪽 어깨를 사용하지 않는지 확인한다.

7 단계 어깨뼈 모음과 벌림 (Scapular Adduction and Abduction)

다음으로 어깨뼈, 어깨뼈와 척추의 관계를 관찰한다. 어깨뼈 안쪽 모서리와 척추 사이의 관계를 통해 어깨뼈가 모음되어 있는지 벌림되어 있는지를 결정할 수 있다. 상체를 사용하는 규칙적인 운동이나 스포츠 활동을 하는 많은 대상자들은 어깨뼈가 약간 전진되어 있다. 앉을 때 척추뒤굽음자세(kyphotic posture)가 부분적으로 나타날 수 있다.

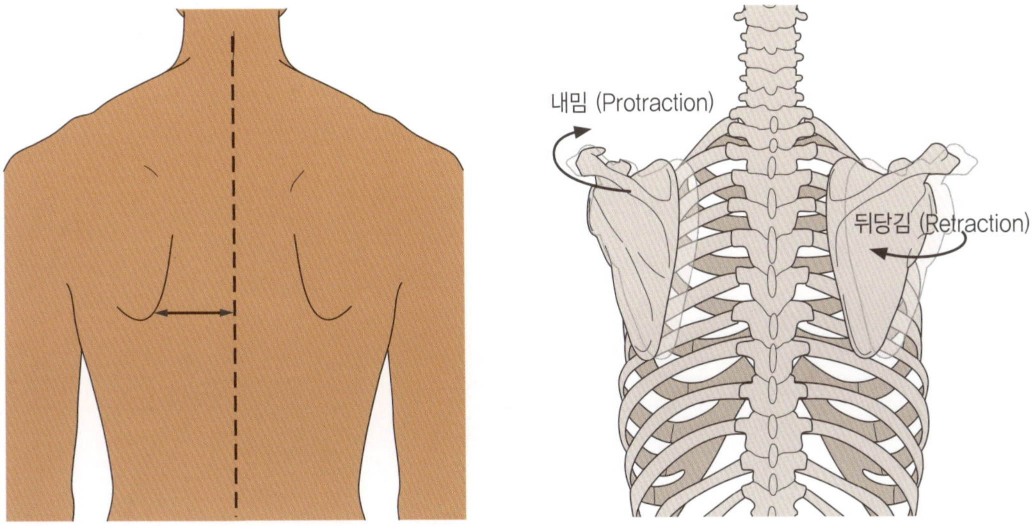

힌트 어깨뼈 안쪽 모서리가 보이지 않는다면, 그곳을 부드럽게 촉진한다. 치료사가 촉진하는 동안 대상자는 손을 등 뒤로 가져간다. 기억해야 할 것은 이러한 자세는 어깨뼈의 위치를 변화시킨다는 것이다. 어깨뼈 안쪽 모서리의 바로 아래에 수평선을 그리는 것은 어깨뼈의 위치를 이해하는데 도움이 된다.

결과 해석 어깨뼈의 내밈은 종종 양측 하부 등세모근과 마름근이 늘어지고 약하게 만드는 나쁜 자세와 동반된다. 어깨뼈의 뒤당김은 일반적이지 않으며, 군인 자세를 취할 때 야기 된다 : 가슴을 바깥쪽으로 밀고, 어깨는 후방으로 내려가고 아래로 움직인다. 이러한 경우는 마름근의 좌 · 우측 모두가 짧아진 것을 의미한다. 신체의 한쪽이나 양쪽 모두 뒤당김이 뚜렷하게 나타나는 스포츠 활동을 하는 대상자는 (예. 창던지기와 활쏘기) 뒤당김된 쪽의 마름근이 한쪽으로 짧아져 있는 것을 볼 수 있다. 어깨뼈의 양측 뒤당김을 야기하는 스포츠 활동을 규칙적으로 참여하는 대상자는－암벽등반과 노젓기와 같은 운동－좌우측 마름근의 비대가 나타난다.

어깨뼈가 돌림 될 때 안쪽 모서리에서 어떠한 움직임이 일어나는지를 고려해야 한다. 어깨뼈 안쪽 모서리와 아래각의 위쪽돌림은 척추로부터 벌림되고 큰마름근(대능형근, rhomboid major)의 신장과 작은마름근(소능형근, rhomboid minor)과 어깨올림근의 단축을 의미한다. 아래쪽돌림은 어깨뼈 안쪽 모서리와 아래각이 척추쪽으로 모음되고 큰마름근은 짧아지고, 작은마름근과 어깨올림근의 신장을 의미한다. 이러한 내용은 표 3.1에 나타나있다. 뼈의 앞쪽 면에 대하여 어깨뼈의 안쪽 모서리에 붙어 있기 때문에 어깨올림근은 이 표에 포함되어 있다. 어깨뼈의 돌림에 대한 더 많은 정보는 9단계를 참고한다.

신체의 한 부분으로 팔이음뼈(견갑대, shoulder girdle)를 평가할 때, 어깨 통증의 원인을 지나치지 않도록 주의해야 한다. 예를 들면, 어깨뼈를 내밈하고 위팔뼈(상완골, humerus)를 안쪽돌림하고 서 있는 사람은 이러한 골격의 구조적인 해부학적 자세의 결과로 팔이음뼈의 통증이 나타나지는 않는다. 통증의 원인으로는 다른 가능성이 있다. 예를 들면, 오래전인 1959년 어깨뼈와 상지의 통증은 목뼈 디스크에 기인한다고 Cloward는 발표하였다.

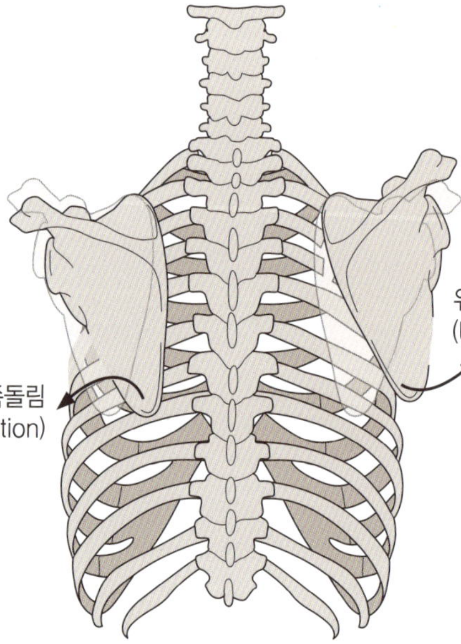

표 3.1 어깨뼈 위치에 대한 근육길이의 변화

	위쪽돌림 (Upward rotation)	아래쪽돌림 (Downward rotation)
어깨뼈 안쪽 모서리의 위치	양측 어깨뼈 안쪽 모서리와 아래각은 척추로부터 벌림되어 있다.	양측 어깨뼈 안쪽 모서리와 아래각은 척추로부터 모음되어 있다.
길어진 근육	하부 등세모근 큰마름근 앞톱니근	상부 등세모근 작은마름근 앞톱니근
짧아진 근육	상부 등세모근 작은마름근 앞톱니근	하부 등세모근 큰마름근 앞톱니근

8 단계 어깨뼈 아래각 (Inferior Angle of the Scapula)

계속 어깨뼈에 주목하여 각 뼈에 대한 아래각의 위치와 자세를 비교한다. 각각의 높이는 어떠한지 하나만 높게 위치하고 있는지 확인하고, 필요하다면 펜으로 표시한다. 어깨뼈는 보는 것처럼 높을 수도 낮을 수도 있다. 35쪽 사진을 보고 상승된 오른쪽 어깨뼈를 확인할 수 있어야 한다.

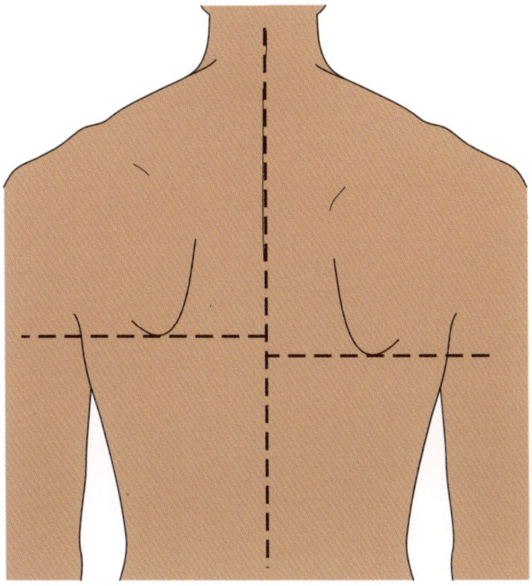

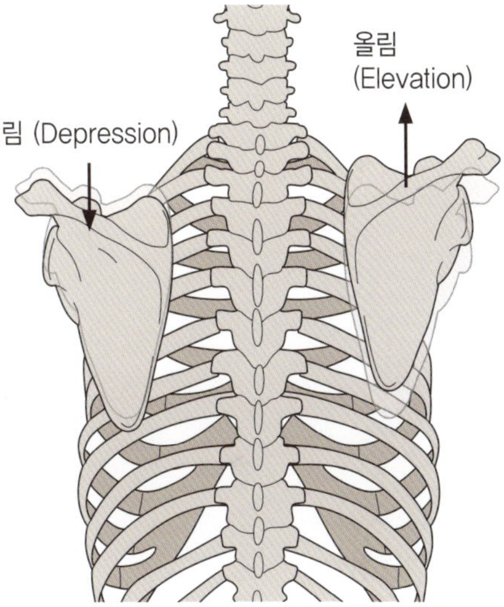

힌트 아래각이 보이지 않거나 촉진이 어렵다면, 어깨뼈의 관찰하고자 하는 부분이 더욱 올라오도록 팔을 등 뒤로 가져가도록 한다. 뼈의 위치를 확인하고 대상자가 이완을 하여 팔을 원래의 위치로 돌려놓으면, 뼈의 각 지점을 관찰할 수 있을 것이다.

결과 해석 어깨뼈 전체가 올림되어 있을 때 아래각이 상승한다. 어깨뼈의 올림을 야기하는 근육은 올라간 쪽이 짧아진다. 왼쪽 어깨뼈의 아래각이 오른쪽과 비교하여 더 높게 보인다면 왼쪽 상부 등세모근과 왼쪽 어깨올림근이 짧아져 있다는 것을 의미한다.

다음 단계로 진행하기 전에 어깨뼈가 올림된 대상자의 신체 앞면을 관찰하여야 한다. 오른쪽 어깨가 상승되어 있을 때, 알고 있는 것처럼 봉우리빗장관절(견봉쇄골관절, acromioclavicular joint)에서 두 뼈가 붙어 있기 때문에 오른쪽 빗장뼈 또한 올라가 있을 것이라 생각한다.

힌트 이러한 관계를 설명하기 위하여 왼손으로 오른쪽 빗장뼈를 잡고 어깨를 으쓱할 때 어떤 느낌인지 느껴본다. 대신 거울을 통해 어깨를 으쓱하면서 빗장뼈의 변화를 관찰한다.

9 단계 어깨뼈 돌림 (Rotation of the Scapula)

위쪽돌림은 관절와(glenoid cavity)의 상방 움직임으로 설명 한다: 아래쪽돌림은 관절와의 하방 움직임으로 설명한다. 이해를 돕기 위해 그림을 사용하면 대상자의 어깨뼈가 돌림되어 있는지를 확인 할 수 있다.

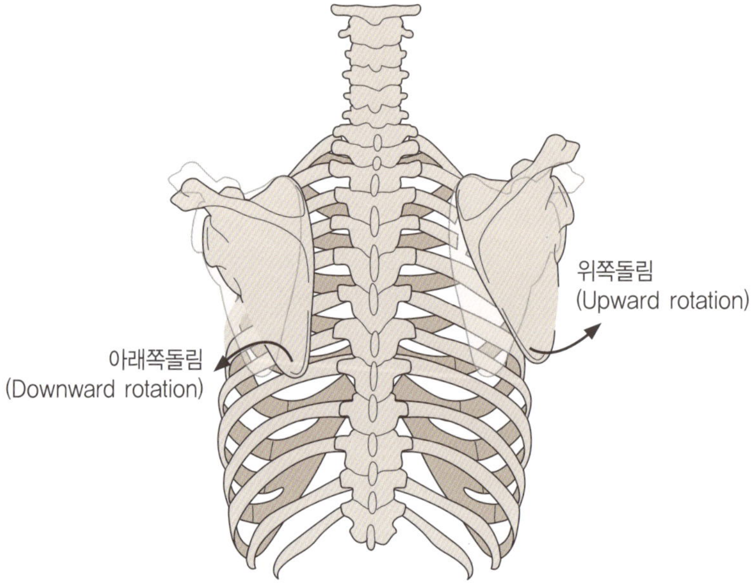

보이는 것처럼 어깨뼈가 돌림되어 있다면, 척추에 대한 어깨뼈 안쪽 모서리의 위치와 아래각의 위치가 변하게 될 것이다. 따라서 어깨뼈 모서리 위치의 변화는 어깨뼈의 돌림 때문이라 할 수 있다(어깨뼈의 모음이나 벌림뿐만 아니다); 아래각의 위치 변화는 어깨뼈의 돌림에 기인한다(단순한 어깨뼈의 올림이나 내림이 아니다).

실제로 이러한 움직임은 분리되어 나타나지 않는다. 위쪽돌림 된 어깨뼈의 위각은 모음되고 아래각은 벌림된다; 아래쪽돌림 된 어깨뼈의 위각은 벌림되고 아래각은 모음된다. 모든 경우에서 어깨뼈는 올림되거나 내림될 수 있다. 이 부분에서 자세평가를 시작할 때 휴식을 가져야 하는 이유를 찾을 수 있을 것이다.

결과 해석 어깨뼈의 돌림은 조직의 긴장이나 늘어지거나 약하게 된 결과로 야기된다. 위쪽돌림은 어깨올림근, 작은마름근과 상부 등세모근의 긴장과 하부 등세모근과 큰마름근의 약화를 의미한다. 아래쪽돌림은 하부 등세모근과 큰마름근의 긴장과 상부와 중부 등세모근, 작은마름근과 어깨올림근의 약화를 의미한다. 이러한 정보는 38쪽 표 3.1에 요약되어 있다.

10 단계 날개 어깨뼈 (Winging of the Scapula)

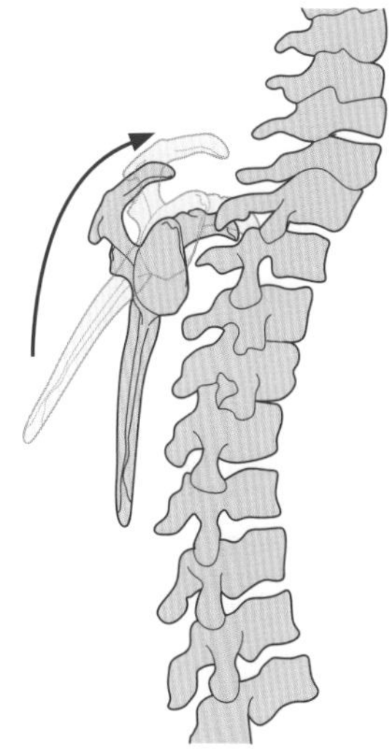

날개 어깨뼈란 날개처럼 어깨뼈가 기울어져 있는 것을 의미한다. 이미 설명한 6개의 움직임에 부가적으로 어깨뼈가 가슴으로부터 기울어져 있어 아래각이 두드려져 있다. 그림은 기울어져 있는 모습을 그려놓았다. 그림은 정상과 기울어진 위치에서 어깨뼈와 척추를 오른쪽에서 바라본 모습이다. 어깨뼈의 안쪽모서리는 아래각을 따라 특히 두드러지게 올라와 있는데, 이것도 날개 어깨뼈를 의미한다. 그러나 '*날개(익상, winging)*' 이란 용어는 앞톱니근이 어깨뼈를 가슴에 고정시켜줄 수 없을 때 어깨뼈에서 나타나는 변화를 의미하고, 따라서 이것은 날개처럼 보인다. 일반적으로 관찰되지는 않는다.

결과 해석 진정한 날개 어깨뼈는 긴가슴신경(장흉신경, long thoracic nerve)이 손상을 받거나 근육 자체가 손상을 받았을 때 나타나게 된다. 명백하게 우리가 이해되는 그런 상태는 아니다. 그러나 어깨뼈의 앞쪽에 붙어 있는 근육의 길이가 짧다면, 어깨뼈가 앞쪽으로 기울어질 수 있고, 그 결과 아래각이 더욱 두드러지게 된다. 후면에서의 자세평가는 신체의 앞쪽에 대한 연부조직 상태에 대한 실마리를 제공할 수 있다.

어깨뼈 움직임의 복습 (Review of Scapular Movements)

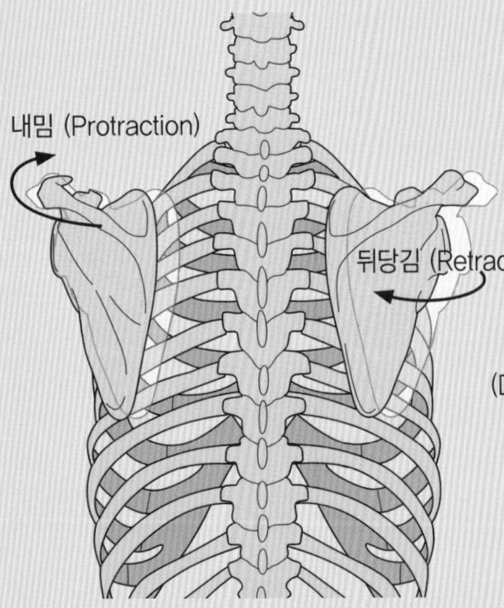

모음(들임)과 벌림(내밈)

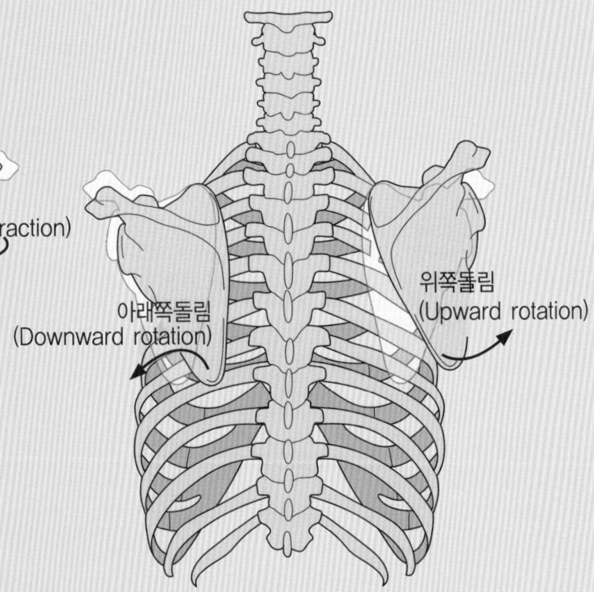

위쪽돌림과 아래쪽돌림

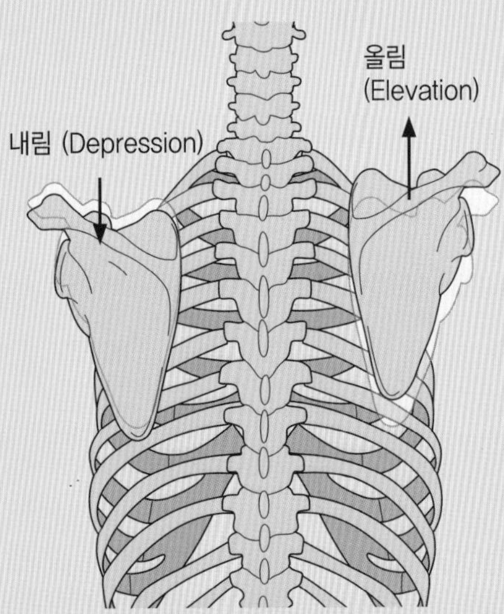

올림과 내림

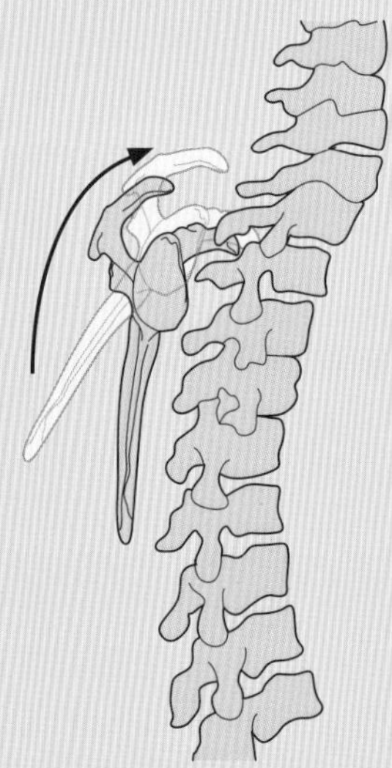

기울임

11 단계 등뼈 (Thoracic Spine)

이제 관심을 등뼈로 돌려보자. 똑바르게 보이는지 아니면 척주옆굽음증처럼 보이는지 확인한다 (오른쪽 그림은 척주옆굽음증을 보여준다). 만약 필요하다면, 가시돌기를 촉진하고 목뼈에서 했던 것처럼 표시하여 수직 자세로부터 치우쳐져 있는 자세를 기억해 내도록 한다.

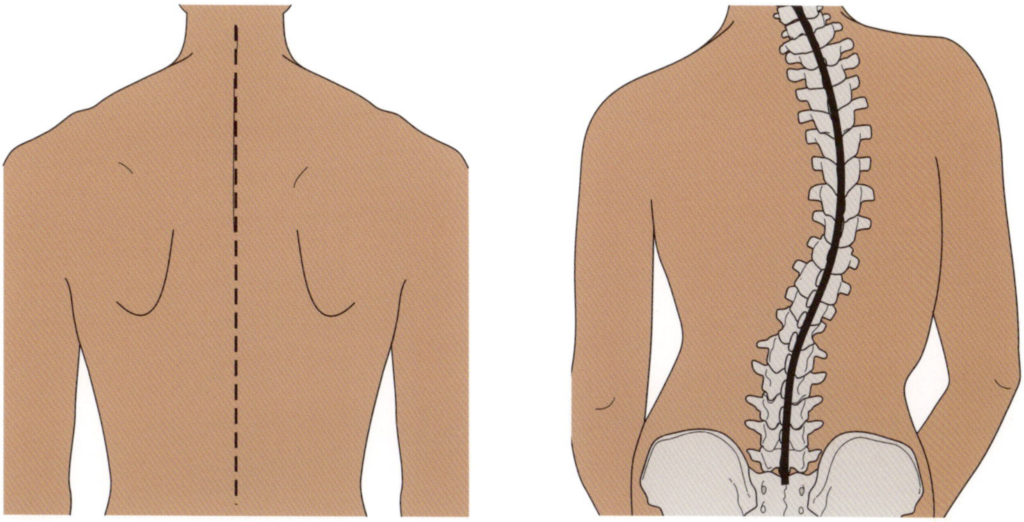

힌트 만약 펜을 사용하고 싶지 않다면 약간의 빨간 자국이 남도록 척추의 양쪽을 손톱으로 부드럽게 긁어내린다. 그러나 환자에게 상처를 주지 않기 위해 너무 깊지 않게 주의한다. 그 후 등뒤에 서서 만들어 놓은 자국을 관찰한다. 똑바른지 아니면 기울어져 있는지 확인한다.

척추옆굽음증과 척추뒤굽음증을 평가하기 위한 바깥쪽 자세 평가의 수행은 척추에 대한 더 많은 정보를 얻을 수 있다. 이 부분을 처음으로 관찰할 때 대상자가 척추뒤굽음증 인지 편평등(flat back) 인지를 판단하는데 도움을 준다.

결과 해석 척주옆굽음증은 여러 원인에 기인하다는 것을 기억하는 것이 중요하다. 원인은 선천성이거나 손상과 생체역학적 변화 또는 다리 길이의 차이에 의한 결과로 생길 수 있으며 이러한 경우는 골반이 바깥쪽으로 기울어지고 이를 보상하기 위해 척추에 힘이 가해진다. 이러한 원인의 치료는 유일하고, 이러한 문제의 해결을 위해서는 커브의 오목(concave)한 쪽의 짧아진 조직을 신장 시키는 것에 치료의 목적을 두어야 한다. 목뼈처럼 각 추체의 전체적 커브와 편위는 이 부분의 통증을 설명하는데 도움이 된다. 척추의 바깥쪽 편위가 있는 대상자의 관찰은 유용하지만 모든 경우에서 치료를 필요로 하지 않을 수도 있고, 이러한 상태를 치료할 수 없을지도 모른다.

힌트 만약 척주옆굽음증이 관찰된다면 대상자에게 이러한 상태에 대한 주의를 주어야 한다. 몇몇 대상자는 자신의 척추가 똑바르지 않다는 것을 느끼기도 한다. 더욱이 척추가 바르지 않다는 사실은 평가를 받으러 오는 것에 대한 불만을 갖지 않게 할 것이다.

12 단계 가슴우리 (Thoracic Cage)

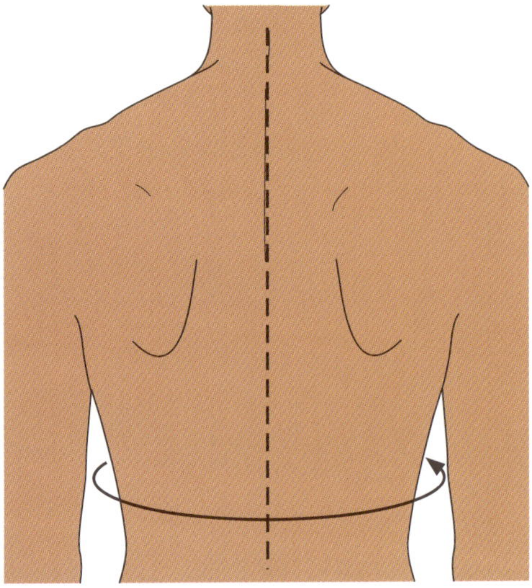

가슴우리의 위치를 관찰한다. 머리와 엉덩이와의 관계는 어떠한지 돌림되어 있거나 한쪽으로 치우쳐 있게 보이는지 확인한다.

힌트 머리, 가슴우리와 골반의 관계를 이해하기 위해 이것들을 서로 움직일 수 있는 삼차원의 블록이나 원기둥이라고 상상한다. 가슴우리는 머리와 골반 사이에 위치한 원기둥이라 할 수 있다. 이러한 구조는 돌림할 수 있을 뿐만 아니라 한 쪽으로 기울어지고, 아이들의 나무 블록처럼 서로 가로질러 미끄러질 수도 있다.

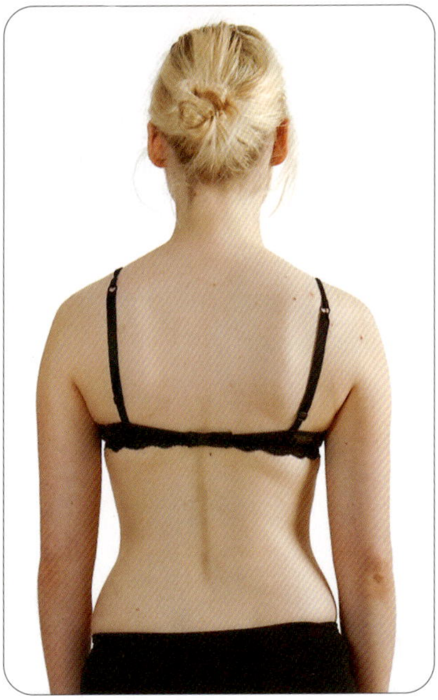

이 그림에서 오른쪽 어깨뼈의 안쪽 모서리는 왼쪽 어깨뼈에 비해 더욱 두드러져 있고 관찰자와 더욱 가까이 있다. 이것은 몸통이 시계방향으로 돌림되어 있다는 것을 의미한다.

결과 해석 이 부분에 붙어 있는 근육뿐만 아니라 다른 많은 근육들이 가슴우리의 돌림에 영향을 미친다. 표 3.2는 몸통이 돌림되었을 때 몸통의 위치에 따라 근육의 길이가 어떻게 변하는지 요약되어 있다. 이 표에 목의 근육이 포함된 이유가 궁금하다면, 거울을 보고 몸통을 돌림해본다; 머리가 앞쪽을 보도록 유지하기 위해 근육이 어떠한 작용을 하는지 주목한다.

표 3.2 어깨뼈 위치에 대한 근육길이의 변화

	몸통의 오른쪽돌림	몸통의 왼쪽돌림
짧아지는 근육	오른쪽 배속빗근 왼쪽 배바깥빗근 왼쪽 허리근* 왼쪽 척추세움근 왼쪽으로 목을 돌림시키는 근육	왼쪽 배속빗근 오른쪽 배바깥빗근 오른쪽 허리근* 오른쪽 척추세움근 오른쪽으로 목을 돌림시키는 근육

* 허리근은 돌림근으로 정의되지는 않지만, 최근 연구에서는 본연의 작용보다 돌림을 포함하는 척추의 안정성을 더욱 야기한다고 제안하고 있다.

13 단계 피부주름 (Skin Creases)

몸통의 한쪽 면이 다른 쪽에 비해 주름이 더 많거나 깊은 지를 관찰하는 것은 유용하다. 이 단계는 피부에 나타나는 주름의 유무에 대한 것이 아니다. 체지방이 적은 대상자는 주름이 없을 것이고 반면에 과체중인 대상자는 많을 것이다. 이 단계는 신체의 좌우측 사이에 차이가 있는지 없는지를 알아보는 것으로 깊은 주름에서 유발되는 현상을 설명하기 위해 피부의 관찰이 유용하게 사용될 수 있다.

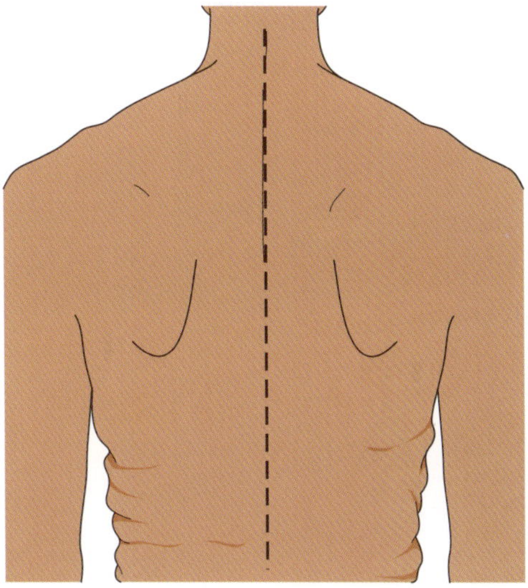

결과 해석 바깥쪽굽힘을 했을 때, 반대쪽 조직은 신장되는 반면 굽힘 된 쪽은 압박된다. 이러한 결과는 굽힘하는 쪽의 주름이 깊어진다는 것이다.

힌트 대상자에게 오른쪽으로 바깥쪽 굽힘을 요구할 때, 몸통의 오른쪽 피부에서 어떤 일이 일어나는지 관찰한다.

척추의 바깥쪽 굽힘근은 허리네모근(요방형근, quadratus lumborum)이다. 몸통의 오른쪽 주름이 많아지고 깊어지는 것은 같은 방향의 허리네모근이 짧아졌다는 것을 나타낸다.

14 단계 상지 자세 (Upper Limb Position)

이제는 상지를 관찰하고 신체와 팔 사이에서 형성되는 공간을 비교해보자. 오른쪽과 왼쪽이 똑같은지 확인한다. 이완된 자세로 서있을 때 왼팔과 몸통 사이의 공간이 오른팔과 몸통 사이의 공간보다 큰 것을 어떻게 확인할 수 있을지 생각해 본다.

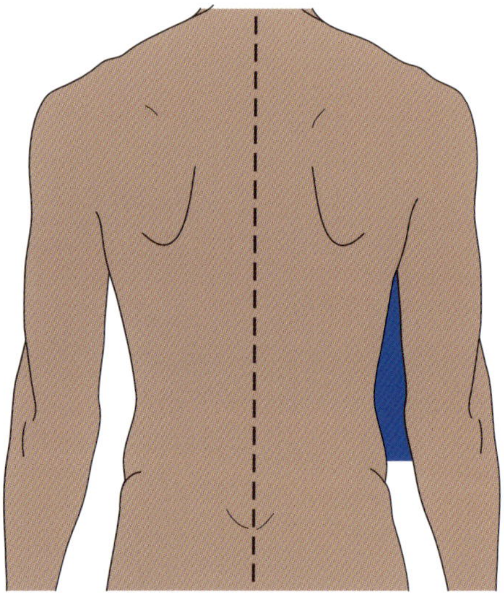

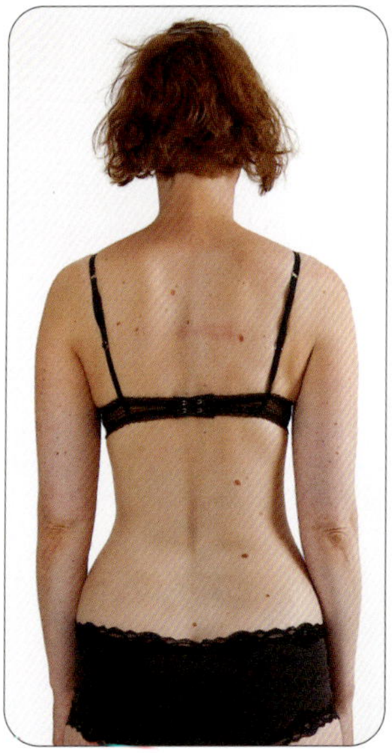

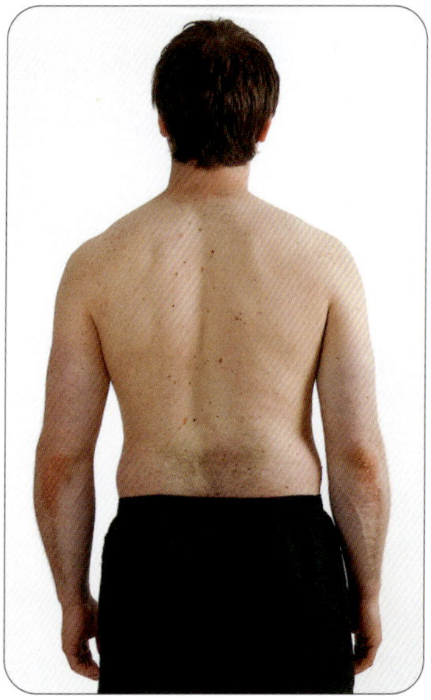

결과 해석 위의 그림에서 보여지는 자세는 3가지의 설명이 가능하다 :

- 옆구리에 대하여 팔이 더 큰 공간을 형성하면 더욱 벌림된 것이다. 반대편의 근육들보다 가시위근이나 어깨세모근이 짧아져있다고 할 수 있을까?
- 대상자는 바깥쪽굽힘 되어있다. 만약 이러한 경우라면 대상자는 굽힘된 쪽의 허리네모근이 짧을 것이다.
- 굽힘된 쪽의 대상자 엉덩이가 올라가고 골반은 왼쪽 위로 기울어진다.

힌트 자신을 위해 이것을 시도해본다. 팔을 이완한 상태로 거울 앞에 서서 오른쪽으로 바깥쪽 굽힘하여 오른팔이 자연스럽게 매달려 있도록 한다. 오른팔과 몸통 사이의 공간이 증가되어 있는 것에 주목한다.

15 단계 팔꿈치 위치 (Elbow Position)

대상자의 팔꿈치를 관찰한다. 팔꿈치의 관찰은 두 가지 이유에서 유용하다. 첫째로 팔꿈치의 위치는 대상자의 어깨가 올라가 있는지 내려가 있는지 또는 바깥쪽으로 굽힘되어 있는지와 관련이 있기 때문이다. 둘째로는 팔꿈치 위치의 관찰은 대상자의 손의 위치로써 위팔어깨관절(견갑관절, glenohumeral joint)에서 안쪽돌림 되어 있는지를 평가하는데 도움을 주기 때문이다(48쪽 16단계를 참조한다). 위팔뼈의 안쪽돌림은 연부조직의 충돌(impingement)에 의해 어깨통증을 야기할 수 있다.

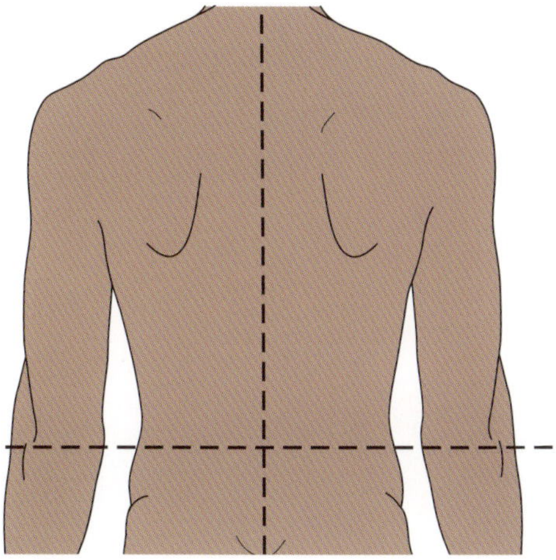
a

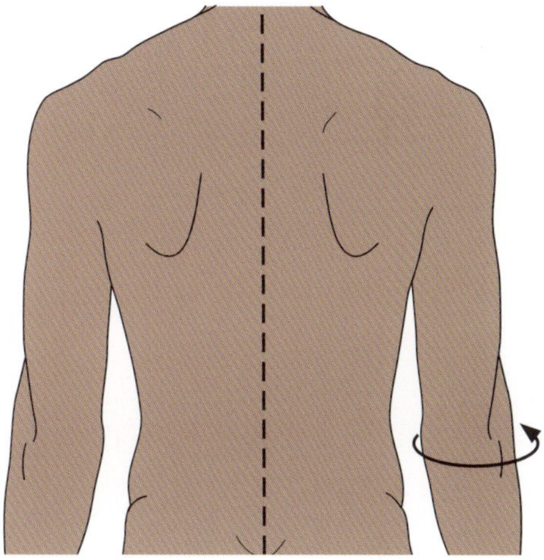
b

힌트 대상자의 팔꿈치를 굽힘시키고 크레용을 사용하여 팔꿈치 머리돌기에 작은 점을 그려둔다. 그 후 팔을 이완시키고 서게 한 후, 오른쪽 · 왼쪽 팔꿈치를 비교한다. 대상자에게 의도적으로 안쪽돌림하도록 하고 팔꿈치가 바깥쪽으로 움직이는 것을 관찰한다.

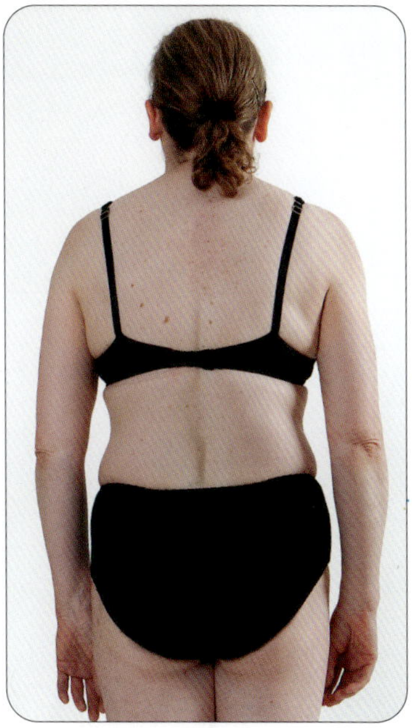

이 사람의 왼쪽 어깨는 안쪽돌림 되어있다.

결과 해석 위팔뼈의 어깨밑근(견갑하근, subscapularis), 큰가슴근(대흉근, pectoralis major), 큰원근(대원근, teres major)이 짧아져 있다.

16 단계　손 위치 (Hand Position)

손의 위치와 손바닥이 얼만큼 보이는지를 관찰한다.

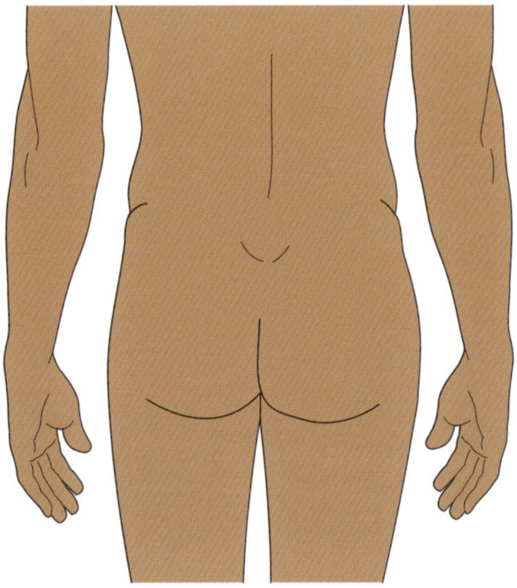

힌트 팔꿈치나 손목 또는 모두에서 나타난 뒤침근(회외근, supinator)과 엎침근(회내근, pronator)의 단축은 선 자세에서 손의 위치를 변화시킬 수 있다는 것을 기억해야 한다.

결과 해석 손바닥이 더 많이 보이는 것은 위팔뼈가 더욱 안쪽돌림 되어 있다는 것을 의미한다. 이것은 어깨통증을 설명할 수 있기 때문에 대상자의 위팔뼈가 안쪽돌림 되어있다는 것을 아는 것은 유용하다. 47쪽을 보면 이러한 자세에 대한 좋은 예를 보게 될 것이다.

17 단계 그 외 관찰 (Other Observations)

마지막으로, 하지의 관찰로 넘어가기 전에 상처, 피부의 흠이나 일반적이지 않은 자국과 같이 미처 관찰하지 못한 것들은 없는지 살펴본다. 팔에 석고 붕대나 팔걸이 또는 팔꿈치 머리 점액낭의 부종과 같이 자세에 영향을 미치는 것을 기록한다. 그림의 남자는 최근 낙상에 의해 등에 멍이 생긴 것을 보여준다. 평가동안 조끼 모양의 상의 착용은 이러한 관찰을 어렵게 하기도 한다.

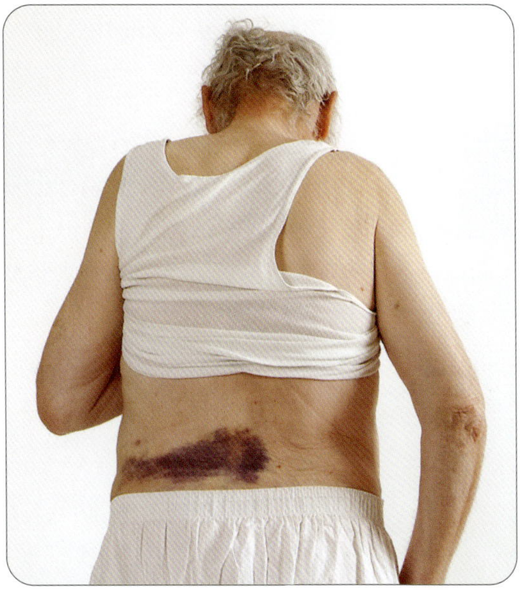

하체를 자세평가 하기 위해 속옷이나 런닝 셔츠를 입고 맨발로 등을 보이게 서게 한다.

1 단계 허리뼈 (Lumbar Spine)

허리뼈가 똑바른지 척주옆굽음증이 있는지 확인한다. 허리뼈 만곡의 감소나 증가를 확인하기 위해서는 환자의 옆을 관찰하는 것이 가장 좋지만 등을 보인 자세에서는 허리뼈 부분에 특이한 점이 있는지 주목하여 관찰한다: 만곡이 있는지 편평하게 보이는지 확인한다.

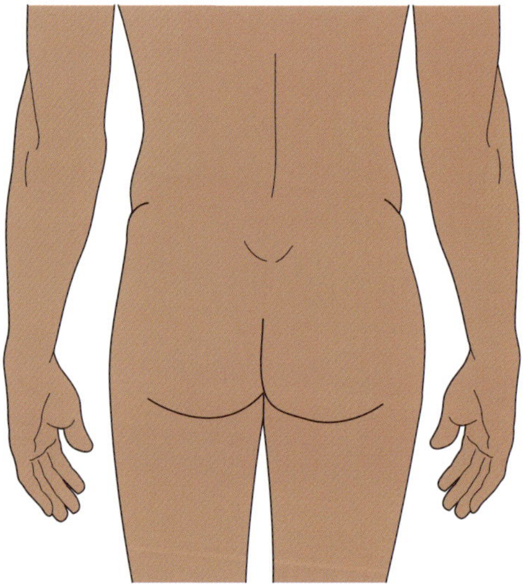

다음에 나오는 두 개의 사진을 보면서 모두 척추가 똑바로 되어있는지 허리에 접힌 피부 주름들이 보이는지 확인한다. 오른쪽 사진에서 오른쪽 주름이 약간 더 깊게 파여 있는지도 확인한다.

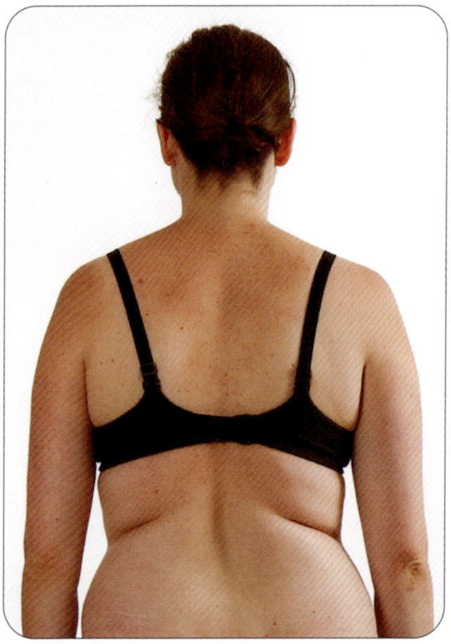

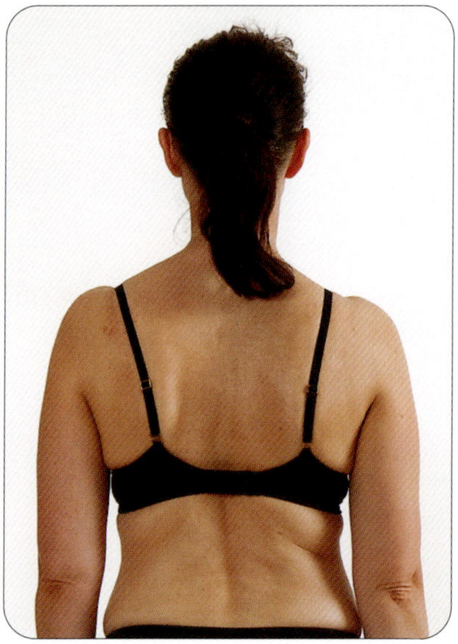

결과 해석 만곡은 최근 손상 (추간판 탈출증과 같은), 근육경직, 척주옆굽음증으로 인한 근육의 불균형, 한쪽으로 올라가있는 골반 때문에 생긴 바깥쪽 굽힘 등 다양한 원인 때문에 생길 수 있다.

2 단계　골반 가장자리 (Pelvic Rim)

숙련된 치료사들은 상체와 하체의 자세 불균형이 골반의 위치 조절에 의해 개선될 수 있다고 생각한다. 골반을 더 중립적 자세로 자리 잡게 하는 것은 불균형을 극복하는데 도움을 주며, 골반의 위치와 관련된 아래의 평가 단계는 임상가들에게 중요하게 여겨지고 있는 부분이다. 그러므로 평가 시 골반의 높이와 바깥쪽 경사가 있는지 반드시 확인해야 한다.

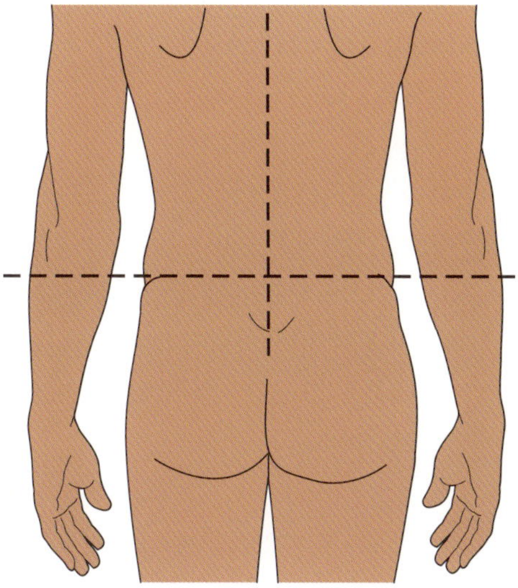

힌트 자세를 평가할 때 골반의 높이를 확인하는 좋은 방법은 환자 뒤에 앉아서 환자의 허리에 손을 조심스럽게 놓은 후 허리의 살찐 부분을 누르고, 그 다음 엉덩뼈 능선 부분을 내려가며 골반의 오른쪽, 왼쪽 면에서 느껴지는 높이의 치수를 확인하는 것이다.

*a*그림은 정상 골반을 나타내고 *b*그림은 오른쪽 골반은 올라가 있고, 왼쪽 골반은 내려가 있다.

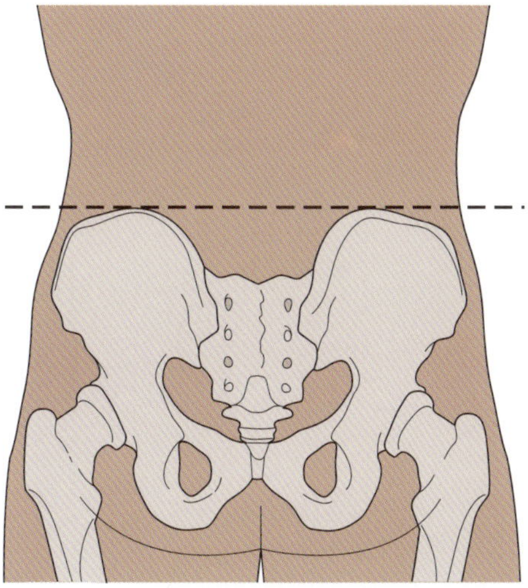

a

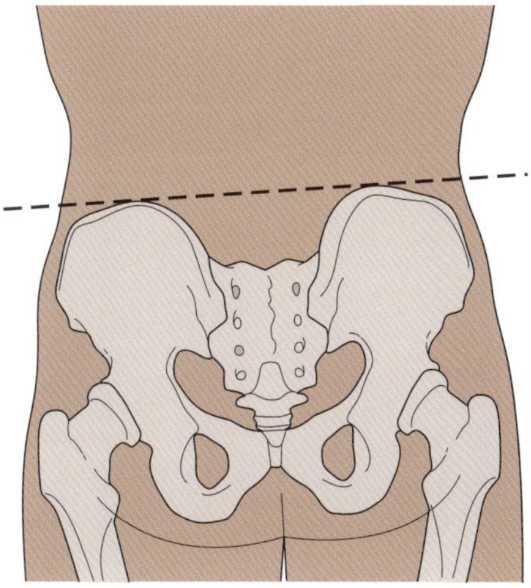

b

힌트 거울 앞에 두발을 바닥에 대고 서 있게 되면, 골반이 바깥쪽으로 기울어져 있는지 쉽게 느낄 수 있다. 캐스트 안에 다리가 있고 두 다리를 구부릴 수 없다고 생각해 본다. 허리에 손을 두고 오른쪽 발가락은 바닥에 대고 뒤꿈치를 천천히 들어준다. 이 자세에서 허리뼈를 옆으로 구부리게되면 오른쪽 골반이 올라가 있는 것을 느낄 수 있을 것이다.

결과 해석 환자는 골반이 오른쪽으로 올라가 있는 것을 보상하기 위해 오른쪽으로 바깥쪽 굽힘을 증가시키며 이는 오른쪽 피부에 깊은 자국을 만든다. 이 경우 오른쪽 허리네모근(요방형근, quadratus lumborum)과 오른쪽 허리척추세움근(척추기립근, erector spinae) 또한 짧아져 있어 엉덩관절도 영향을 받는다. 왼쪽 엉덩관절이 벌림 되어있는 반면, 오른쪽 엉덩관절은 모음 되어있다. 따라서 왼쪽의 짧아진 엉덩관절 벌림근과 오른쪽의 짧아진 모음근 때문에 환자의 오른쪽 골반은 올라가 있을 것이다.

힌트 바깥쪽으로 기울어져 있는 골반으로 인해 생기는 현상을 눈에 보이게 하기 위해 두 개의 다리를 가지고 있는 테이블을 골반에 비유하는 그림이 있다 (Levangie and Norkin 2001). 다리는 오른쪽 왼쪽으로 자유롭게 움직일 수 있다(즉 벌림, 모음). 테이블 위쪽이 왼쪽 아래쪽으로 기울어져 있다고 생각해 봐라 (또는 오른쪽 위로 기울어짐). 테이블 다리에는 어떠한 일이 일어날까? 수직으로 계속 내려감으로 테이블 다리는 새로운 각을 형성하게 될 것이다 (이는 엉덩관절에 넙다리뼈이 붙어있는 것을 나타냄). 오른쪽 다리는 모음되고(내측 각이 감소됨) 왼쪽다리는 벌림된다 (바깥쪽 각이 감소됨).

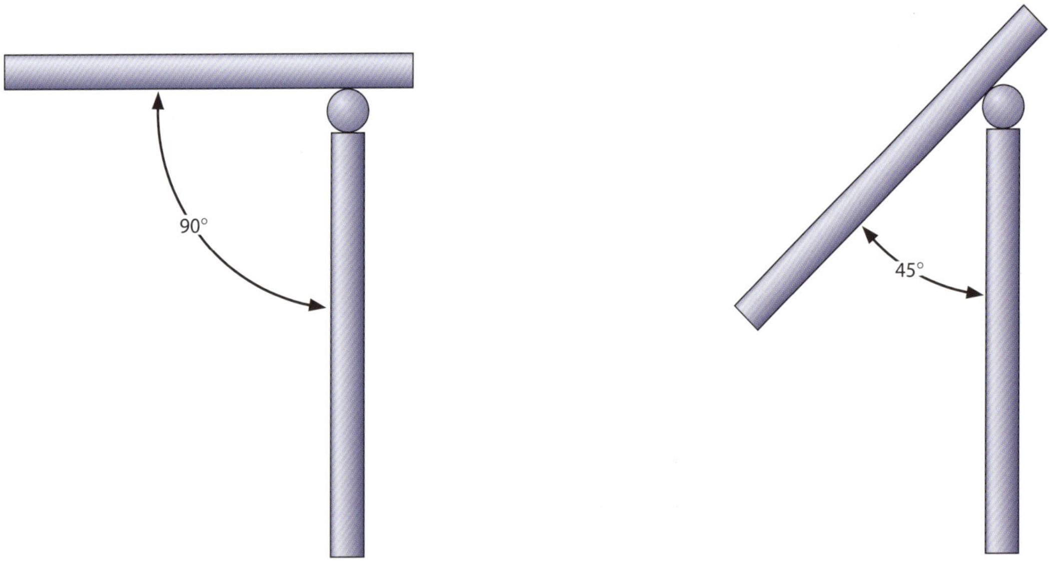

한쪽 다리가 더 긴 환자는 바깥쪽으로 골반이 기울어져 있다.

궁둥뼈를 확인한다. 오른쪽 골반이 올라가 있는지 확인한다. 이런 경우 넙다리뒤근육(슬괵근, hamstring) 길이는 어떻게 되는지 생각해본다. 무릎관절의 높이는 왼쪽이 오른쪽 보다 더 짧을 수 있다.

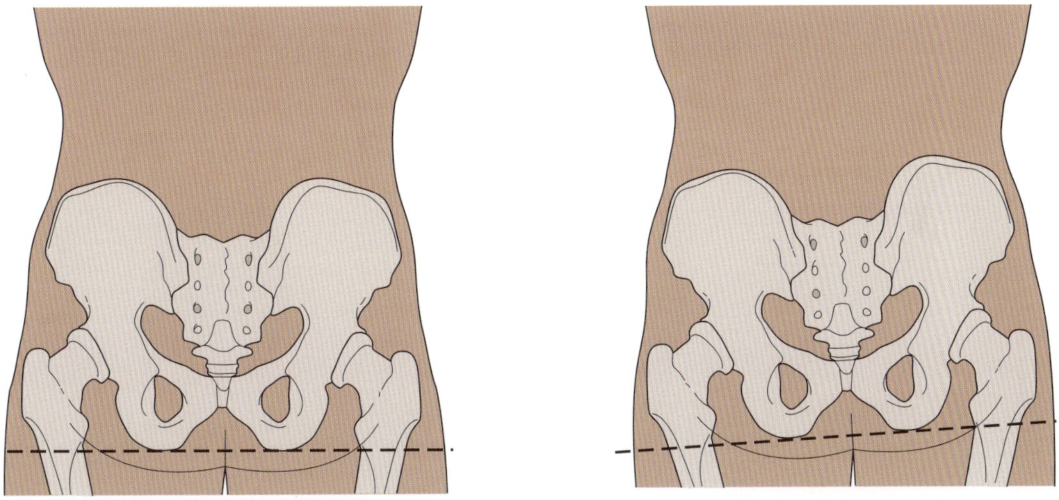

이러한 현상을 표 3.3에 요약하였다.

표 3.3 바깥쪽으로 기울어진 골반의 효과

	오른쪽으로 올라간 골반	왼쪽으로 올라간 골반
허리뼈	오른쪽으로 구부러짐, 오른쪽이 오목해짐	왼쪽으로 구부러짐, 왼쪽이 오목해짐
허리뼈 근육	오른쪽 허리네모근과 오른쪽 허리척추세움근이 짧아짐	왼쪽 허리네모근과 왼쪽 허리 척추세움근이 짧아짐
엉덩관절에 미치는 효과	오른쪽 엉덩관절 모음됨 : 왼쪽 엉덩관절 벌림됨	왼쪽 엉덩관절 모음됨 : 오른쪽 엉덩관절 벌림됨
엉덩관절에 있는 근육에 미치는 효과	오른쪽 엉덩관절 모음근과 왼쪽 벌림근의 짧아짐 : 왼쪽 오른쪽 넙다리뒤근육의 불균형	왼쪽 엉덩관절 모음근과 오른쪽 벌림근의 짧아짐 : 왼쪽 오른쪽 넙다리뒤근육의 불균형

힌트 엉덩뼈 능선은 4번째 허리뼈 척추가 위치한 곳과 일치하며, 척추의 이 부분을 확인하면 유용한 정보를 얻을 수 있다.

3 단계 위뒤엉덩뼈가시 (Posterior Superior Iliac Spine, PSIS)

PSIS는 보조개처럼 되어있는 곳 바로 아래 위치한다. 엄지손가락을 PSIS 지점에 놓고 서있는 자세에서 골반의 바깥쪽 경사를 확인함으로 PSIS 지점이 서로 다른 높이를 하고 있는지 측정한다.

아래 사진에서 보조개의 위치는 그 사람의 오른쪽 PSIS가 왼쪽 PSIS보다 더 높음을 보여주고 있다. 이 사람의 허리뼈가 똑바로 되어있다고 생각 하는가? 그렇지 않다면 오른쪽 바깥쪽으로 살짝 구부려져 있다고 생각되는가?

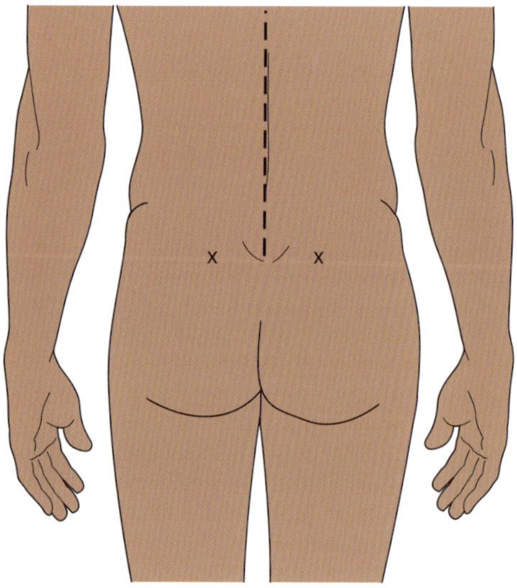

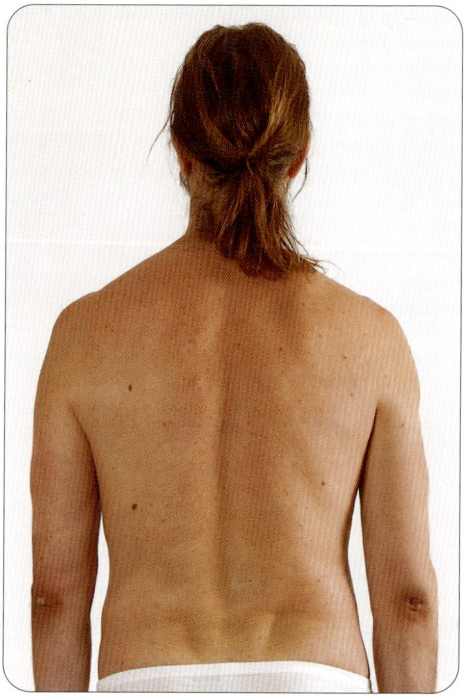

결과 해석 왼쪽과 오른쪽 PSIS가 같은 수직선 상에 있다고 생각하는가? 골반 한쪽이 더 높은 것은 바깥쪽으로 경사져있음을 알려주는 것이다.

4 단계 골반 돌림 (Pelvic Rotation)

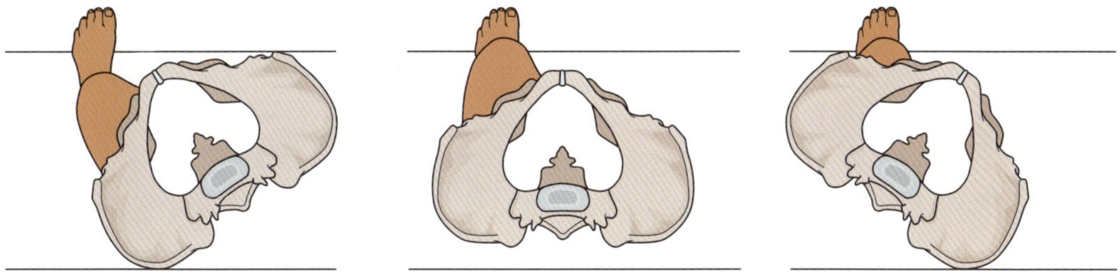

(a) 시계반대방향으로 돌림된 골반 (왼쪽으로)
(b) 정상 골반
(c) 시계방향으로 돌림된 골반 (오른쪽으로)

골반은 하나의 끈으로 연결된 정육면체 모양의 구슬과 같다. 구슬이 끈의 움직임에 따라 돌려지듯이 골반은 척추의 움직임에 따라 돌아갈 수 있다. 환자의 골반에 손을 올려놓고 골반이 허리뼈의 움직임에 맞게 돌아가는지 측정해야한다 (부록에 있는 차트를 사용해서 바깥쪽과 앞쪽 양방향에서 확인해야 한다). 골반이 시계방향으로 돌아가 있으면 골반의 오른쪽 면이 당신에게 더 가깝고, 왼쪽 면은 더 멀리 있게 되고, 시계 반대 방향으로 골반이 돌아가 있으면 골반의 왼쪽이 당신에게 더 가깝고, 오른쪽이 더 멀리 있게된다. 이 그림은 돌림근 움직임을 과장해서 나타낸 것이며, 실제 움직임은 더 작다.

힌트 골반의 돌림을 측정하기 위해 환자를 유리잔 같은 물건 사이에 서게 한다. 유리잔의 위치는 하나는 앞쪽에, 하나는 뒤쪽에 놓는다. 환자의 한쪽 PSIS가 앞에 있는 유리잔보다 뒤에 있는 유리잔에 더 가까이 있는가?

결과 해석 골반이 오른쪽(시계방향)으로 돌아가 있다면 오른쪽 배속빗근은 짧아져 있을 것이다. 환자가 왼쪽(시계반대방향)을 향해 돌아가 있다면 그 반대 일 것이다. 골반 돌림은 발과 무릎에도 영향을 미친다. 이 내용은 5장에 더 자세하게 언급하였다.

5 단계　엉덩이 주름 (Buttock Crease)

근위 넙다리부와 만나는 엉덩이 주름은 확인하기 어려울 수 있다. 환자가 긴 셔츠나 사이클링 셔츠를 입었다면 이 주름을 확인하지 못할 것이다.

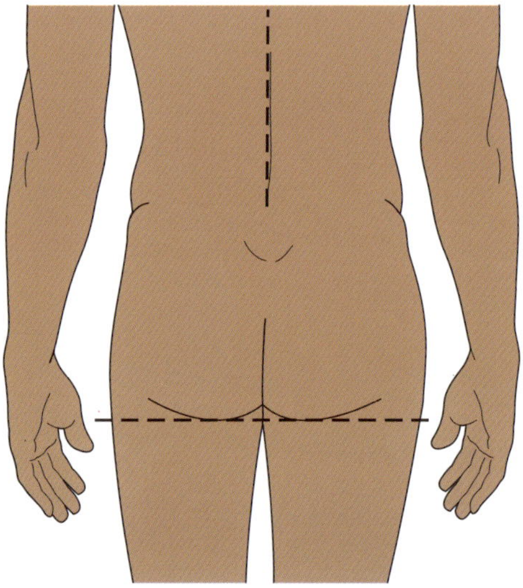

힌트 엉덩이 주름은 엉덩이 지방이 겹쳐지면서 형성되고, 큰볼기근(대둔근, gluteus maximus)의 아래 섬유의 위치를 나타내지는 못한다.

일부 치료사들은 골반 높이를 확인하는 것처럼, 엉덩이 주름의 높이를 확인하기 위해 궁둥뼈결절을 촉진한다. 그러나 이 부분의 촉진이 익숙하지 않다면 침습적으로 촉진할지, 촉진하지 않을지 결정해야 한다.

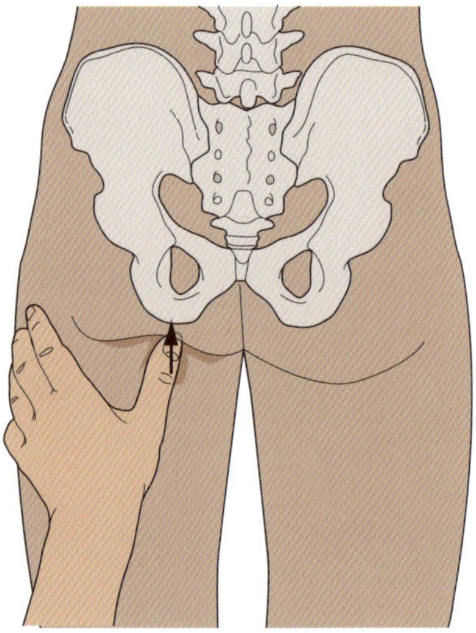

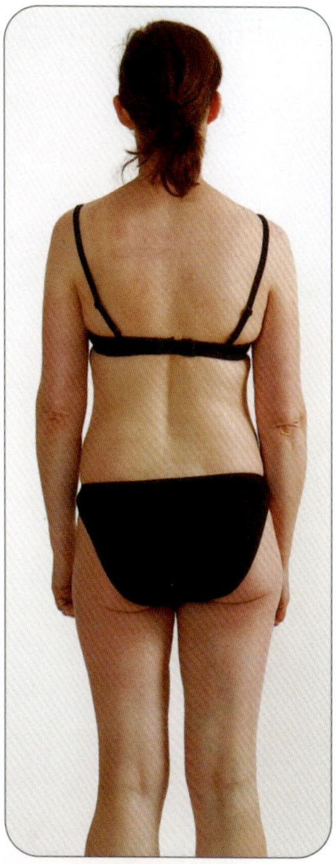

사진 속 여성은 고르지 않은 엉덩이 주름을 가지고 있는 좋은 예이다. 여성이 입고 있는 속옷의 위치를 확인해 보자. 골반이 왼쪽보다 오른쪽으로 더 많이 올라가 있는 것이 보이는지 확인한다.

결과 해석 신체의 한쪽 면에 더 많은 무게를 가지고 있는 환자가 한쪽의 엉덩이 주름이 더 깊다. 바깥쪽으로 경사진 골반을 가지고 있는 환자를 종종 볼 수 있다. 2단계에서도 관찰했듯이 오른쪽 위쪽으로 골반이 경사진 환자는 왼쪽에 엉덩이 주름이 더 깊게 나타난다. 엉덩이 주름의 높이의 차이는 다리길이 불일치와 관련되어 있다. 아래 나오는 그림은 엉덩이와 관련된 다리의 다양한 뼈의 길이를 보여주고 있다.

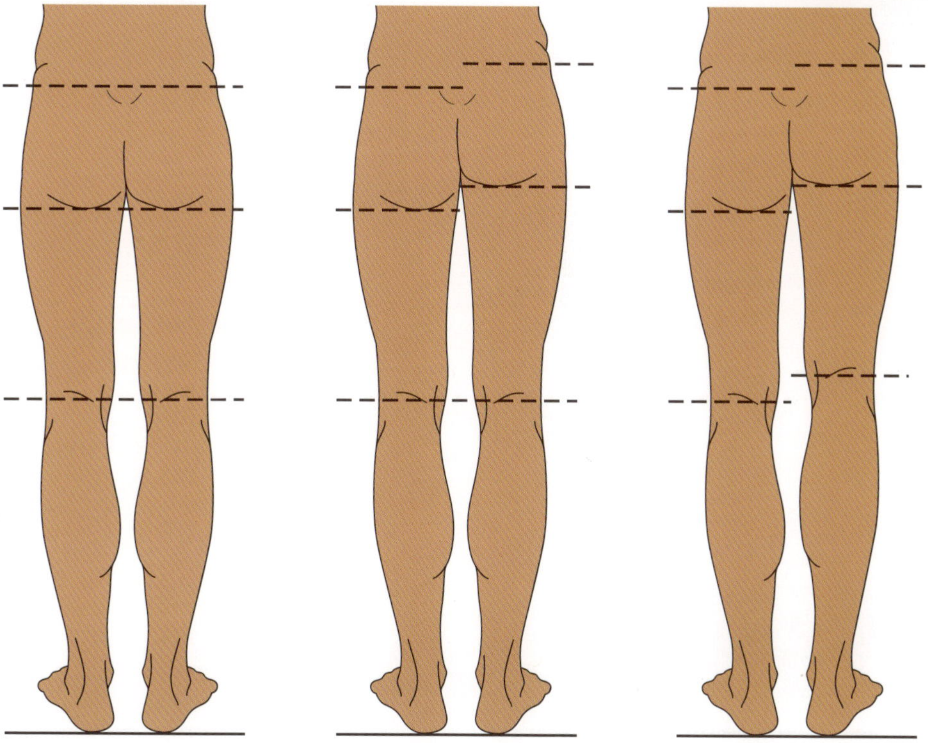

정상 / 오른쪽이 더 긴 넙다리뼈 / 오른쪽이 더 긴 정강뼈

위의 그림을 보고, 위 그림에 있는 사람들의 무릎 주름의 높이가 같은지 확인해 보자. 오른쪽 정강뼈와 넙다리뼈가 왼쪽보다 더 긴지 확인하고, 이러한 현상이 오른쪽 골반을 올라가게 할 수 있다.

6 단계 넙다리 크기 (Thigh Bulk)

환자의 왼쪽과 오른쪽 넙다리의 굵기를 비교해 본다.

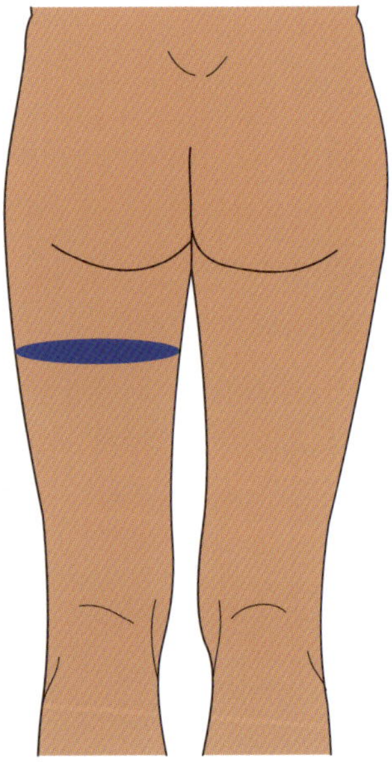

결과 해석 한쪽 넙다리가 반대편 넙다리보다 두껍다면, 이는 넙다리 근육의 사용증가를 나타내는 것이다. 뿐만 아니라 림프종을 보이는 환자들에서 불량한 림프 배출은 넙다리 굵기를 증가시킬 수 있다. 확연히 구별할 수 있는 넙다리 근육크기의 감소는 질병과 고정, 그리고 근육의 위축으로 설명이 가능하다.

힌트 다리, 발, 발목에 손상을 가진 환자는 손상되어 있는 부분의 넙다리 크기가 더 줄어들어 있다. 이는 다리의 사용을 많이 하지 않기 때문이다. 이로 인한 보상작용으로 반대편의 넙다리 크기가 증가되어 있기도 하다. 오른쪽 아킬레스 건 파열로부터의 회복된 환자는 오른쪽 넙다리의 크기가 감소되어있고 왼쪽 넙다리의 크기가 증가되어 있다.

7 단계 안굽이 무릎, 밖굽이 무릎 (Genu Varum and Genu Valgum)

환자의 전반적인 관절의 모양과 정렬을 한눈에 관찰해 보자.

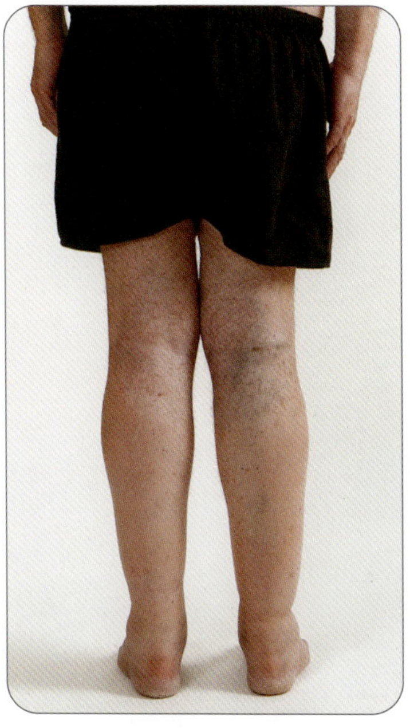

a

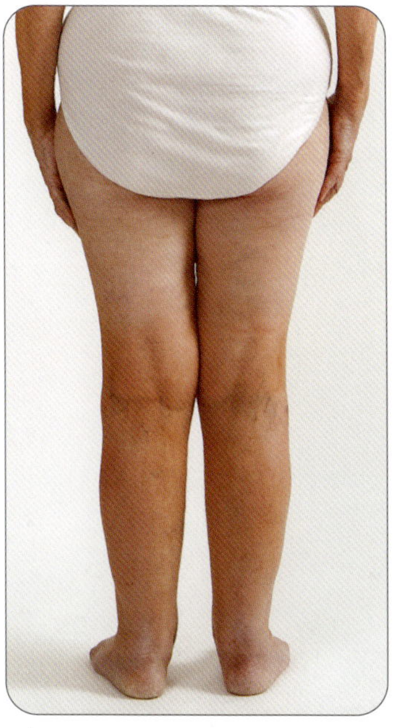

b

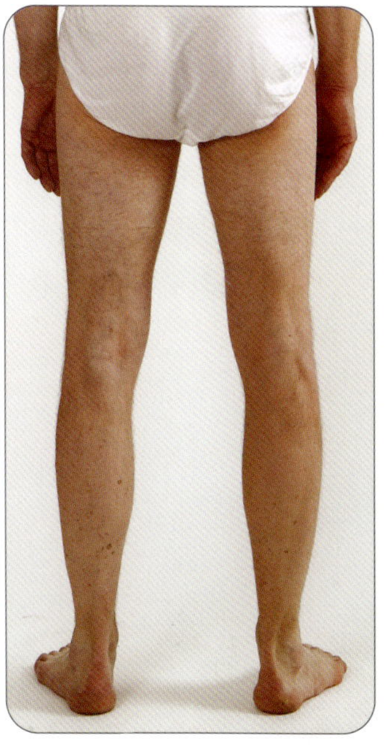

c

사진 *a*는 오른쪽 무릎이 안굽이 무릎임을 보여준다.

사진 *b*는 왼쪽 무릎이 안굽이 무릎임을 보여준다.

사진 *c*는 오른쪽 무릎이 밖굽이 상태임을 보여준다. 이 사람이 오른쪽 정강이에서 구부림이 가능한지 확인해 보도록 한다.

결과 해석 이 경우 안굽이 무릎, 밖굽이 무릎을 확인할 수 있다. 더 많은 정보를 위해 5단계의 하지의 앞쪽 자세를 평가하도록 한다.

8 단계 뒤쪽 무릎 (Posterior Knees)

무릎의 뒤쪽을 보면서 환자의 무릎 뒤에 이상조직이 있는지 주의해서 확인한다. 환자가 중립적인 무릎인지 구부러진 무릎이나 과폄된 무릎을 하고 서있는 지를 관찰해야한다 : 이는 바깥쪽 자세 평가에서 수행하는 것이 가장 좋지만, 무릎 뒤쪽에 이상조직이 있다면 이로 인해 무릎의 위치가 달라질 수 있기 때문에 무릎 뒤쪽도 관찰해야 한다. 부종과 활액낭 염의 징후가 있는지 확인한다.

결과 해석 정상보다 무릎뒤쪽에 더 깊은 주름이 있다면 환자가 무릎을 더 구부리고 있다는 것을 의미한다. 뒤쪽 무릎 오금근(슬와근, popliteus muscle)이 약간 튀어나오는 것 같은 것이 발견된다면 이는 무릎이 과폄 되어있다는 것을 의미한다. 활액낭염이 있을 경우 확실한 돌출이 나타난다.

9 단계 종아리 크기 (Calf Bulk)

환자의 종아리 근육의 크기와 형태를 보고 다른 한쪽보다 크기가 큰지, 굵은지 확인한다.

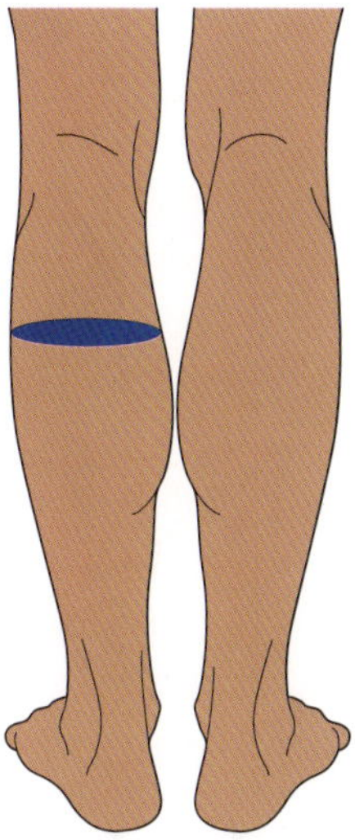

결과 해석 단계 6의 더 큰 종아리의 크기는 다른 한쪽에 비교해서 과도하게 사용되거나 더 많은 체중을 지지하고 있음을 의미한다. 더 얇은 종아리는 질병이나 고정으로 인해 덜 사용되어 위축되어 있음을 의미한다.

힌트 어린이 때나 청소년 시절, 다리나 발목의 골절이 있었던 환자는 손상받은 부분의 종아리 근육이 더 얇음을 확인할 수 있다. 어린 시절의 체중지지 감소는 근육과 뼈의 발달에 영향을 미친다. 적은 케이스이기는 하지만, 손상 받았던 쪽의 체중 지지를 감소시켜 체중을 바깥쪽으로 이동시키는 환자들도 있을 수 있다.

10 단계 종아리 중심선 (Calf Midline)

무릎에서 아킬레스건까지 신체 크레용을 사용해서 환자의 중심을 수직선으로 그려본다. 오른쪽 왼쪽의 종아리의 중심선과 몸의 중심선을 비교해 본다.

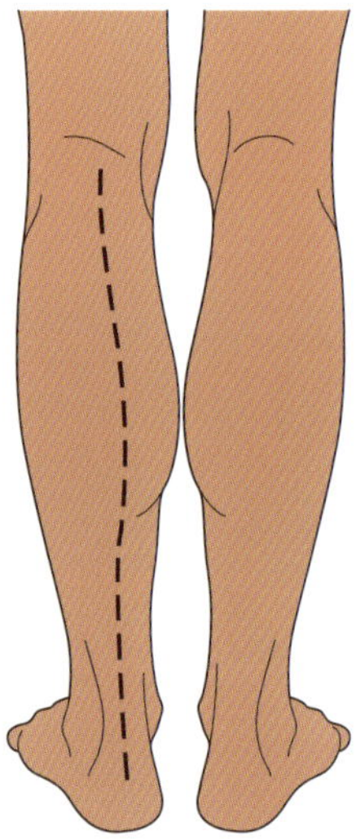

힌트 엉덩관절 돌림이 종아리의 위치에 어떻게 영향을 미치는지는 환자의 종아리에 수직으로 선을 그리고 환자에게 엉덩관절의 위치를 바꾸라고 지시한 후 환자의 뒤에 서서 종아리에 수직으로 그은 라인의 변화를 관찰함으로 알 수 있다. 환자에게 한쪽 다리를 안짱다리 모양으로 서있으라고 지시한다. 이 자세는 엉덩관절의 안쪽돌림을 유발시킨다. 이 자세에서 다른 다리와 이 종아리 선을 비교하면 안짱다리로 서있던 종아리의 선이 바깥 방향으로 움직이는 것과 몸의 중심선으로부터 멀리 떨어짐을 확인할 수 있을 것이다. 그 다음에는 다른 다리로 중립자세나 앞으로 발을 놓는 자세를 유지하고, 다른 쪽 다리를 밖으로 돌리게 한다. 앞에 나타났던 움직임과는 반대의 움직임이 일어날 것이다 : 종아리 선은 안쪽과 몸의 중심으로 향하고 이때 바깥쪽 엉덩관절 돌림근이 수축한다.

결과 해석 종아리 중심에서 바깥쪽으로 벗어난 선은 엉덩관절이 안쪽으로 돌림 되어 있고 넙다리뼈를 기준으로 정강이뼈가 안쪽돌림되어 있다는 것을 나타낸다. 종아리 중심선에서 안쪽으로 선이 나타나는 경우 엉덩관절은 바깥돌림되어 있고 정강이뼈는 넙다리뼈를 기준으로 바깥쪽으로 돌림되어 있다. 이런 경우 환자의 발이 바깥쪽으로 되어 있을 것이다. 표 3.4에 이 정보들을 요약해 놓았으며 가쪽돌림, 안쪽돌림에 대해 엉덩관절에 작용하는 근육에 대한 정보를 기술하였다.

만약에 환자가 엉덩관절의 문제를 가지고 왔다면 자세 평가를 하는 것이 좋다. 왜냐하면 자세평가로 인해 근육이 짧아짐을 알 수 있고, 후에 이 근육들의 긴장을 확인하면 되기 때문이다. 종아리의 위치가 엉덩관절 근육의 불균형 때문인지 정강뼈의 비틀림 때문인지 구별하는 것은 그 원인에 따라 치료방법이 다르기 때문에 굉장히 중요하다.

표 3.4 종아리선이 발과 다리근육에 미치는 효과

	종아리 선이 바깥쪽으로 위치한 경우	종아리 선이 안쪽으로 위치한 경우
엉덩관절과 정강뼈의 자세 또는 두 개의 자세	엉덩관절, 정강뼈, 두 개의 뼈 모두의 안쪽돌림을 나타냄	엉덩관절, 정강뼈, 두 개의 뼈 모두의 가쪽돌림을 나타냄
발의 자세	환자는 안짱다리로 선다	환자는 발을 바깥으로 하고 선다.
짧아진 근육	엉덩관절의 안쪽돌림근 작은볼기근 중간 볼기근 모음근 두덩근 두덩정강근	엉덩관절의 가쪽돌림근 큰볼기근 중간 볼기근 궁둥구멍근 넙다리네모근 폐쇄근 허리근* 넙다리 빗근

* 최근 연구에서 허리근은 결정적인 돌림근은 아니지만 원래 생각 했던 것 보다 허리뼈의 안정성에 더 많이 역할을 한다고 제안하고 있다.

11 단계 아킬레스 건 (Achilles Tendon)

아킬레스건과 발의 뒤꿈치 위치를 확인한다. 가능하다면 아킬레스건과 발, 바닥까지 수직선을 그리고 환자의 등 뒤에 서서 관찰한다. 건은 똑바로 되어있는지, 오목한지, 볼록한지 안쪽으로 말려들어 갔는지, 바깥쪽으로 치우쳐져 있는지 확인한다.

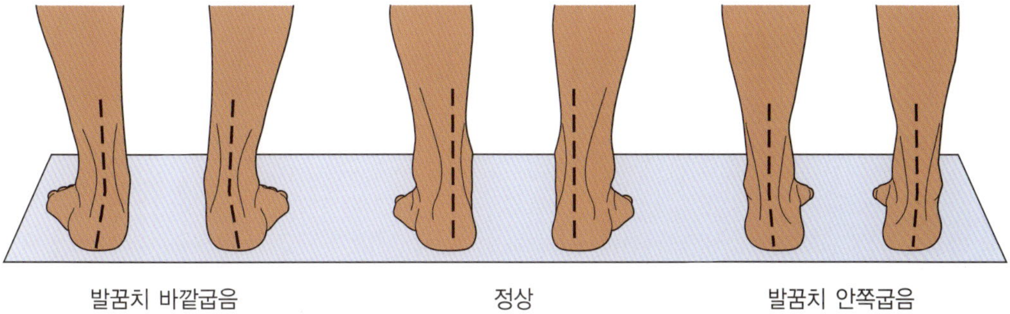

여기 3명 환자의 6개의 발목이 있다. 아킬레스건의 다양한 모양과 뒤꿈치의 위치, 발목 관절의 위치를 확인하고, 자세 평가 시행 시 환자가 하고 있는 발의 위치 등을 살펴보도록 한다.

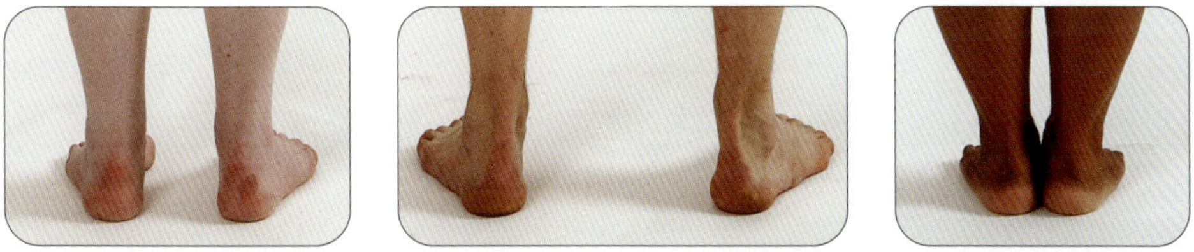

결과 해석 아킬레스건의 관찰은 발목관절의 과도한 가쪽번짐과 안쪽번짐에 대한 정보를 제공해 준다. 과도한 가쪽번짐을 보이는 환자는 과도한 엎침(overpronation)를 하는 경향이 있고 다리의 종아리뼈쪽 근육이 짧아져 있다.

12 단계 복사뼈 (Malleoli)

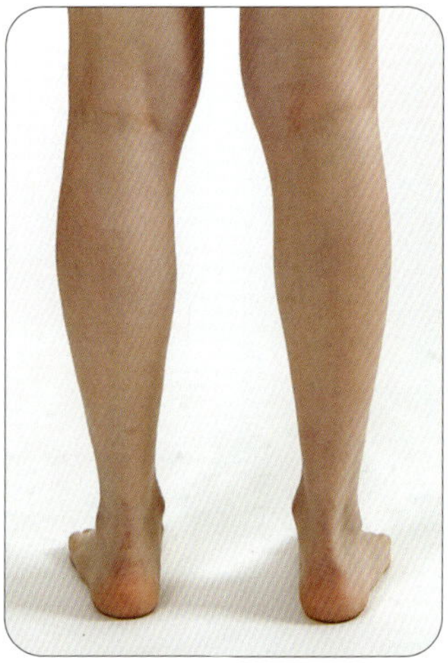

뒤에서 볼 때 같은 발목에서 안쪽 바깥쪽 복사뼈의 위치는 같지 않다. 안쪽 복사뼈는 바깥쪽 복사뼈의 위쪽에 위치한다. 그러나 왼쪽 발목의 바깥쪽 복사뼈는 오른쪽 바깥쪽 복사뼈와 같은 위치에 있어야 하고 안쪽 복사뼈도 마찬가지 이다. 사진에 나온 사람의 안쪽 복사뼈는 돌출되어 있다. 정강뼈가 비틀려있으면 정강이뼈 끝부분이 안쪽으로 돌림되어 있는 것을 포함해 무릎전체가 안쪽으로 돌아갈 수 있다. 왼쪽과 오른쪽 발목에서 안쪽 복사뼈를 더 볼 수 있는지 설명할 수 있어야 한다.

결과 해석 아래 그림은 환자가 외반족(pes valgus)이나 내반족(pes varus)을 가지고 있을 때 어떻게 복사뼈와 발꿈치뼈의 위치가 변하는지를 보여주고 있다. 외반족이 있을 때 내측 복사뼈는 정상 발의 내측 복사뼈보다 더 위에 위치하고 바깥쪽 복사뼈는 정상 바깥쪽 복사뼈보다 아래에 위치한다. 목발뼈(거골, talus)와 발꿈치뼈의 경사면은 안쪽으로 되어 있고 다리의 중심선에서 벗어나 있으며 발은 가쪽번짐 되어 있다. 이는 종아리세갈래근(하퇴삼두근, triceps surae), 뒤정강근(후경골근, tibialis poterior), 긴엄지발가락굽힘근(장모지굴근, flexor hallucis longus), 긴발가락굽힘근(장지굴근, flexor digitorum longus) 앞정강근(전경골근, tibialis anterior)과 같이 발을 벌림(회외, supination)시키는 근육의 약화를 나타낸다. 이는 또한 발의 내측부위에 받는 압력을 증가시킨다. 외반족 자세로 서있는 사람들은 종아리 근육은 짧아져 있다.

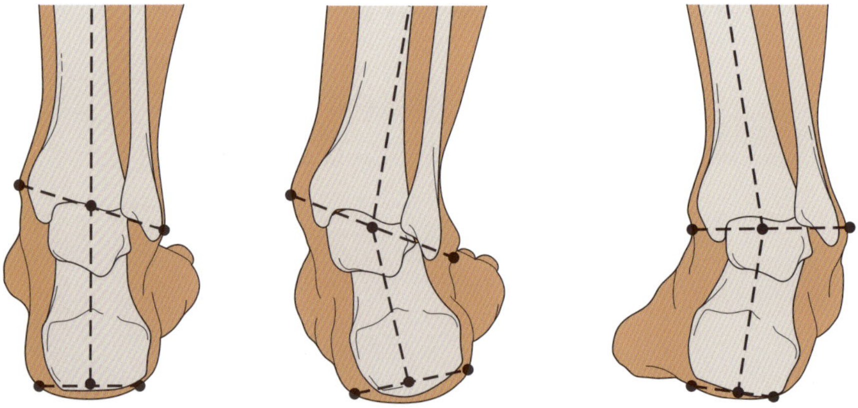

정상 외반족 내반족

내반족 자세로 서있는 사람들은 발뒤꿈치가 모음 되어있으며, 모음된(뒤침) 내측 복사뼈는 정상의 내측 복사뼈보다 아래에 위치하고 바깥쪽 복사뼈는 정상 바깥쪽 복사뼈보다 위에 위치한다. 페이지 64에 목말뼈과 발꿈치뼈의 변화를 기술하였다. 이 자세는 비골근(종아리뼈근, fibularis), 긴발가락 폄근(장지신근, extensor digitorum longus), 긴엄지폄근(장모지신근, extensor hallucis longus)과 같이 발을 뒤침시키는 근육의 약화와 관련되어있다. 이는 표 3.5에 요약하였다.

표 3.5 발의 외반족(pes valgus), 내반족(pes varus)과 관련된 변화

	외반족 (Pes valgus)	내반족 (Pes varus)
발의 자세	가쪽번짐(엎침)	안쪽번짐(뒤침)
정상발의 위치와 비교했을 때 복사뼈의 위치	안쪽 복사뼈는 위로 올라가 있음; 바깥쪽 복사뼈는 아래로 내려가 있음	안쪽 복사뼈는 아래로 내려가 있음; 바깥쪽 복사뼈는 위로 올라가 있음
길어지거나, 약한 근육	발의 뒤침근 : 종아리세갈래근 뒤정강근 긴엄지발가락굽힘근 긴발가락굽힘근 앞정강근	발의 엎침근 : 비골근 긴발가락폄근
체중지지	발의 안쪽으로 체중지지를 많이함	발의 바깥쪽으로 체중지지를 많이함

13 단계 발 위치 (Foot Position)

무의식중에 환자가 어떻게 서있는지를 관찰한다. 각각의 발이 몸의 중심선에서 같은 거리에 위치하는지 확인한다.

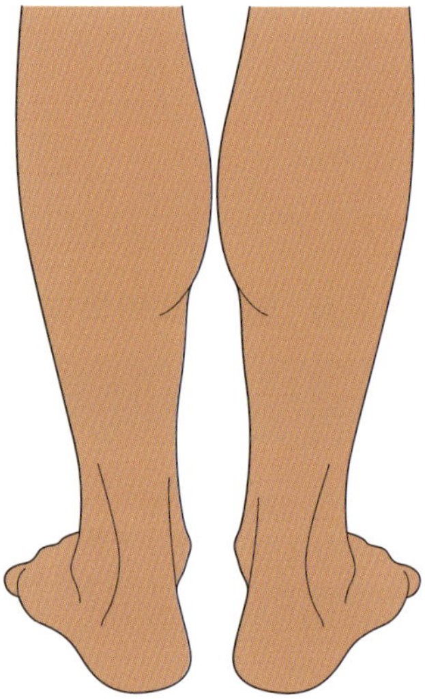

힌트 뒤쪽에서 발의 위치를 보는 방법은 발의 바깥쪽면이 얼마나 보이는지 몇 개의 발가락이 보이는지 확인하는 것이다. 발의 바깥쪽면을 더 많이 볼 수 있을 경우 발가락이 바깥쪽으로 더 많이 나와 있을 것이다.

결과 해석 단계 10에서 언급했던 것처럼 발의 위치는 엉덩관절과 정강뼈의 위치와 관련되어 있다. 페이지 62에서는 서있는 자세에서 발을 안쪽으로 위치하고 있는 사람들이나 발을 바깥쪽으로 하고 있는 사람들은 각각의 특정 근육이 짧아져 있을 수 있다는 것을 언급하고 있다.

힌트 환자의 엉덩관절 돌림근이 짧아져 있을 것이라 의심된다면 돌림근이 스트레칭되는 발의 자세를 취해서 검사할 수 있다. 예를 들면, 환자가 안짱다리로 서 있다면 환자에게 발레 무용수처럼 발을 바깥쪽으로 해보라고 지시한다. 안쪽돌림근이 정말 짧아져 있다면 환자는 발가락을 바깥쪽으로 하는 자세를 취할 때 불편함을 느낄 것이다.

14 단계　그 외 관찰 (Other Observations)

마지막으로 상체의 뒤쪽에서 자세평가를 했었을 때처럼 어떤 반흔, 손상, 흠, 그리고 환자의 피부의 이상조직의 흔적들이 있는지 주의 깊게 확인한다. 그리고 손상을 치료하기 위해 적용했었던 스트랩이나 테이핑이 있는지도 확인해야 한다.

간단한 질문 (Quick Questions)

1. 오른쪽으로 목을 구부리는 근육은 무엇인가?
2. 어깨 근육의 위축을 발견했다면 그 이유는 무엇인가?
3. *날개 어깨뼈(Winging of scapula)가 의미하는 것은 무엇인가?*
4. 골반이 왼쪽으로 올라가있고 왼쪽으로 치우쳐져있는 환자는 등의 하부 중 어떤 근육이 짧아진 것인가?
5. 종아리의 중심선이 다른 다리보다 더 바깥쪽으로 가 있는 두 가지 이유는 무엇인가?

4

측면 자세평가 (Lateral Postural Assessment)

적어도 한번은 뒤쪽 자세 평가를 했을 것이다. 다음 나올 내용들은 앞의 내용들과 유사하다. 이번에는 환자를 옆쪽에서 볼 것이다. 3장에서처럼 단계별 접근으로 몸의 구획을 나눠서 관찰함으로써 측면 자세 평가를 배울 수 있게 할 것이다. 물론 실제로 우리 몸의 각 부분이 따로 떨어져 기능하지는 않는다. 따라서 이 부분의 평가가 끝난 뒤에 페이지 90에 기술되어 있는 것처럼 환자를 전반적으로 평가하는 것이 중요하다. 측면 자세 검사 차트는 페이지 146부터 기술되어있다. 상체 8단계, 하체 6단계, 그리고 환자의 전반적 평가를 보기위한 1단계 이렇게 15단계로 이루어져 있다. 왼쪽과 오른쪽을 비교할 필요가 있으며 시간을 아끼기 위해 다른 쪽으로 돌기 전에 몸의 한쪽을 평가하는 것이 좋다.

1 단계　머리 위치 (Head Position)

몸에 대한 상대적인 머리의 위치를 평가한다. 편안하게 앉아 있을 때 머리의 위치는 어떠한지, 앞쪽으로 턱을 내밀고 있는지 확인한다.

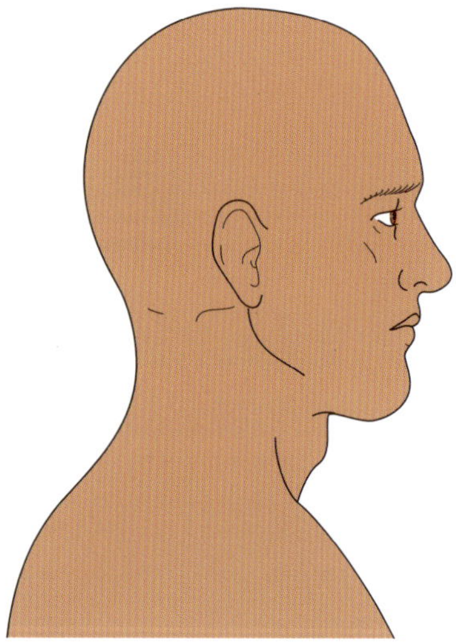

결과 해석 앞쪽으로 되어있는 머리의 자세는 목과 가슴, 팔에 영향을 미친다. 목의 앞굽음 커브가 필수적으로 증가되어 있는 것은 아니다. 머리는 몸에서 상당히 멀리 위치한다. 많은 치료사들이 긴장되어 있을 거라고 생각했던 어깨올림근과 같은 목폄근은 짧아져 있지 않고 오히려 길이가 늘어나 있거나 약해져 있는 경우가 많다. 이론상으로 이러한 자세는 뒤쪽 목뼈 연조직의 긴장(strain)을 증가시키고 어깨와 상부 등의 통증을 유발시킨다.

힌트 어깨올림근은 말의 고삐로 머리를 잡아당기는 것과 같은 역할을 하는 근육으로 몸의 중심을 뒤쪽으로 가져간다. 머리가 더 앞쪽으로 움직일 때 근육은 더 길어지게 된다.

2 단계 목뼈 (Cervical Spine)

다음은 환자의 목뼈를 본다. 환자의 머리카락이 목을 가리고 있다면 머리카락을 머리끈으로 묶고 확인하거나 이 부분을 남겨 놓고 시행한다. 목뼈가 정상적인 앞굽음 커브를 하고 있는지, 과도한 커브를 형성하고 있는지 확인한다.

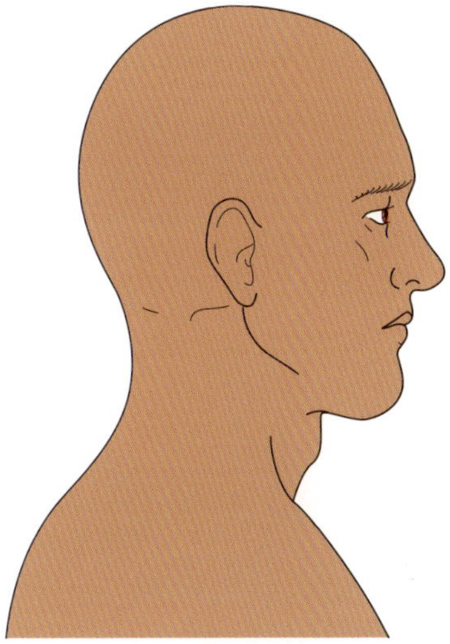

힌트 목뼈의 과도한 앞굽음 커브는 척추뒤굽음증 자세와 동반되어 나타난다. 왜 이렇게 되는지 알기 위해 구부정한 자세로 앉아 본다. 나쁜 자세는 척추의 과도한 뒤굽음증 커브와 관련되어 있다. 머리를 앞쪽으로 떨어뜨리면 시선은 자연스럽게 아래를 보게 된다. 이러한 구부정한 자세를 유지하는 것은 당신 앞에 컴퓨터 스크린을 보는 것과 비슷하다. 목의 앞굽음 커브는 얼굴을 앞쪽으로 올려 앞을 보았을 때 증가하게 된다.

결과 해석 목뼈의 정상범위에서 벗어난 만곡의 증가는 목뼈 추간판 디스크의 뒤쪽 부분이 받는 압력을 증가 시키며, 후관절(zygapophyseal joint) 또한 압력을 받게 된다. 이 자세는 등뼈의 과도한 뒤굽음증과도 관련이 있고, 과도한 뒤굽음증은 흉곽의 크기를 감소시킨다. 흉곽의 감소는 갈비사이근(늑간근, intercostalis), 작은 가슴근(소흉근, pectoralis minor), 어깨 모음근과 안쪽돌림근의 짧아짐과도 관련되어 있다. 척추뒤굽음증 자세에서는 등뼈 폄근과 등세모근의 중간 하부 섬유를 포함하는 근육들이 약해진다.

구조적으로 목뼈의 폄근은 서로 더 가깝게 있고 그러므로 짧아지거나 약해지기가 쉬우며, 목의 굽힘근 또한 길어지거나 약해지기 쉽다. 이 자세를 몇 년 동안 계속 유지한다면, 관절낭과 구조물을 둘러싸고 있는 것 사이에 유착이 발생해서 움직임의 범위를 감소시킬 수 있다. 척추의 이 부분에서 뼈돌기(osteophytes)가 발달하면 목뼈의 압력을 증가시킬 수 있으며, 반대로 목뼈가 편평하다면 이는 목의 폄근의 약화와 목 굽힘근의 짧아짐을 유발시킬 수 있을 것이다.

3 단계 목등뼈 접합 (Cervicothoracic Junction)

목뼈 7번과 등뼈 1번사이의 접합이 정상적으로 보이는지 이 부분의 연조직이 증가되어 있는지 혹 같은 것이 보이는지 주의를 기울여 관찰한다.

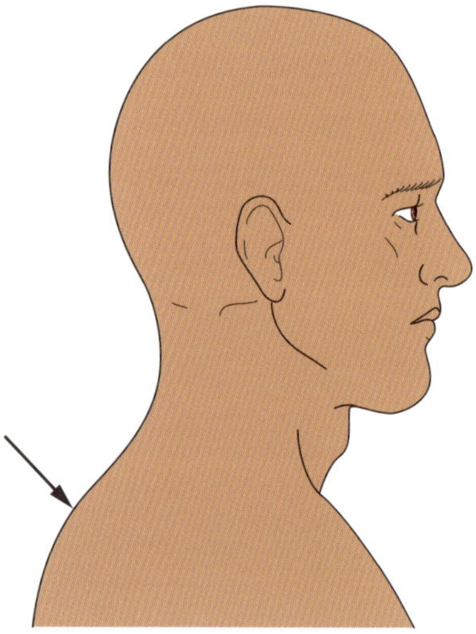

힌트 환자를 측면에서 볼 때 목뼈 7번이 위치하는 곳을 쉽게 찾을 수 있다. 환자에게 약간 고개를 숙이라고 하면 가시돌기가 더 도드라져 보일 것이다.

결과 해석 목뼈 7번과 등뼈 1번 사이의 접합 부분의 군살은 폐경기 여성들에게 발견된다. 그리고 골다공증의 변화는 목뼈를 쐐기 모양으로 변화시키며, 나쁜 자세로 인해 이 부분에 지방 조직이 쌓일 수 있다. 여덟 명의 환자들의 사진을 보도록 한다. 1, 2, 3단계를 보고 아래 환자들 중에 머리자세가 앞으로 되어있는 사람을 구별할 수 있는지, 어떤 사람이 목뼈 앞굽음 커브가 증가되어 있는지, 늘어나 있는 목을 가진 사람이 있는지, 각각의 목등뼈 접합을 비교해 본다.

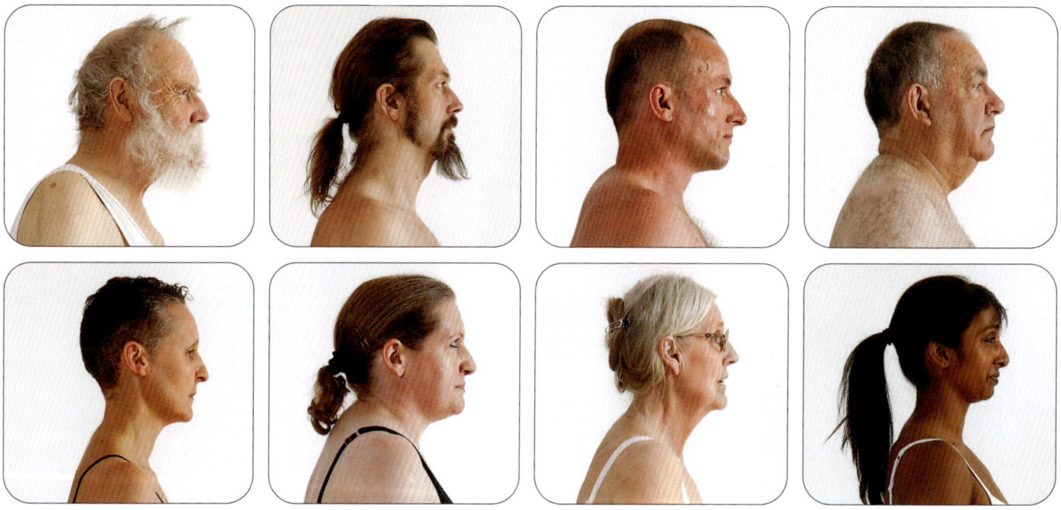

4 단계 어깨 자세 (Shoulder Position)

어깨를 가까이에서 관찰한다. 머리와 목과 어깨가 어떤 관계가 있을까? 귀와 어깨선이 맞는지, 어깨가 앞쪽으로(protracted) 움추려져 있는지 팔이 안쪽돌림되어 있는지, 그리고 환자가 가슴을 쭉 펴고 군인자세로 서있는지 확인한다.

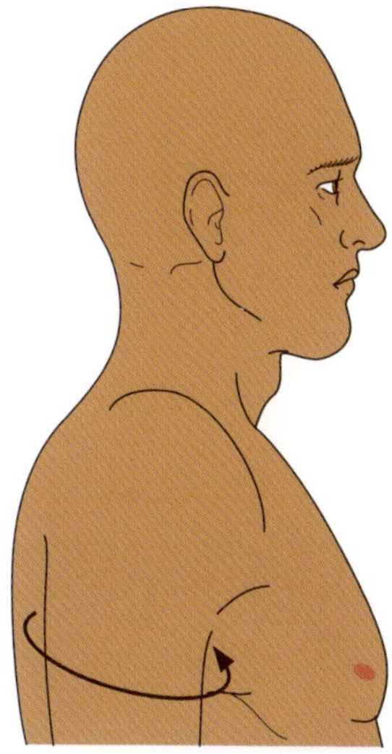

힌트 나쁜 자세와 위팔뼈의 돌림사이에 적절하게 결합하는 방법은 다음 운동을 하는 것이다. 서있는 자세에서 손과 팔의 위치를 확인한다. 일부러 구부려 앉은 자세를 취하고 손에 어떠한 일이 일어나는지 확인해 보도록 한다. 엄지손가락과 손목의 노뼈(radius, 요골) 부분이 엉덩관절에 접촉되는지, 반대로 가슴을 올리고 어깨를 뒤로 해서 편 상태을 유지하게 되면 어떤 일이 일어나는지 주목해라. 어깨는 뒤쪽으로(retracted) 위치하게 위팔은 가쪽으로 가게 되므로 아래팔과 엄지손가락이 더 이상 넙다리에 접촉되지 않는다.

결과 해석 어깨의 내밈은 책상에 오래 앉아 키패드에 팔을 올려놓거나 장시간 운전하며 운전대 앞에 팔을 올려놓을 때 흔하게 일어나는 공통된 자세이다. 구부린 자세는 어깨만큼 가슴이나 목에도 영향을 미치는 습관적 자세이다. 이 자세는 마름근을 약하게 하고 긴장된 가슴근, 짧아진 갈비사이근과 관련이 있다. 반대로 등뼈의 폄근처럼 등세모근의 중간, 하부섬유는 길어져있고 약해질 수 있다. 안쪽으로 돌림된 위팔은 안쪽돌림근의 짧아짐을 나타내는 것이다. 이 자세는 어깨 충돌 증후군(impingement syndromes)에 영향을 줄 수 있다.

뒤로 가있는(retracted)어깨는 앞으로 움추린(protracted)어깨보다 흔하지 않으며, 이는 군인 자세와 관련되어 있다. 마름근과 등세모근의 중간 섬유가 짧아지게 되고 가슴근의 길이는 증가하게 된다. 바깥쪽으로 돌림되는 위팔은 가시아래근과 작은 원근(소원근, teres minor)과 같은 근육이 짧아져 있음을 나타낸다. 한쪽 어깨가 안쪽으로 돌림되어 있으면서 앞으로(protracted) 되어 있고 다른 한쪽 어깨는 가쪽으로 돌림되어 있으면서 뒤로 (retracted) 되어 있는 경우도 있다. 이 경우는 한쪽으로만 무거운 수하물과 손수레 같은 것을 규칙적으로 돌렸을 때 일어나며 이쪽 어깨는 가쪽돌림 되어 있다.

힌트 어떻게 한쪽 어깨에서 앞으로 가있는(protracted) 어깨가 되는지 알기 위해 한손으로 무거운 수레 같은 것을 당긴다고 생각해보자. 당신의 어깨는 뒤로(retracted) 되어있고 위팔뼈는 가쪽돌림되어 있을 것이다. 어떻게 손목과 팔꿈치가 뒤침 되는지를 주의해서 보도록한다. 다른 쪽은 수레를 당길 때 어깨가 앞으로 (scapula protracted) 되고 위팔은 안쪽돌림 된 상태가 될 것이다.

5 단계 가슴 (Thorax)

측면 자세 평가는 가슴의 만곡이 증가한 것을 관찰하기 좋은 자세이다. 나쁜 자세로 앉아있는 경우 이러한 현상이 관찰되며, 특히 나이와 관련된 척추의 변화 때문에 노인에게서 많이 나타난다. 가슴의 만곡 증가는 목뼈 앞굽음, 허리뼈 앞굽음, 또는 이 둘 모두가 증가할 때 보상작용으로 일어난다. 반대로 편평등이 나타나는 환자는 정상 만곡보다 만곡이 감소되어 있다.

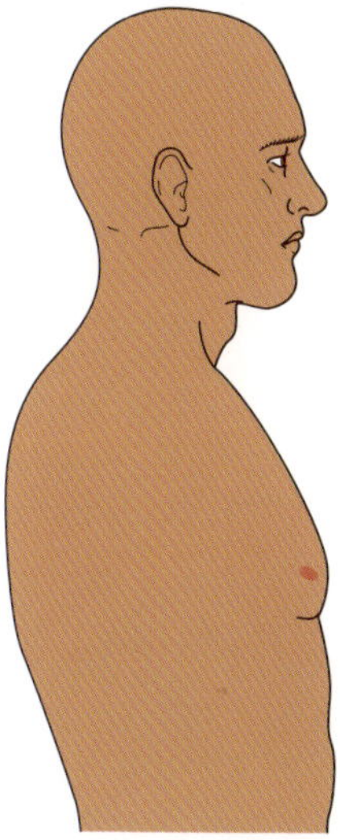

힌트 몸에 지방이 없는 사람이나 위축된 근육을 가진 사람은 가시돌기가 정상보다 더 도드라져 보인다. 환자가 척추뒤굽음증일 때 이 가시돌기를 잘 볼 수 있을거라 생각하는 것은 실수일 수 있다. 정상 뼈 구조는 몸을 덮고 있는 조직이 줄어들 때 더 명확하고 쉽게 관찰할 수 있다.

결과 해석 심한 척추뒤굽음증 자세는 작아진 가슴근과 긴장된 갈비사이근과 관련되어 있고 이로 인해 가슴이 눌려 얕은 호흡을 하게 한다. 상부 배근육도 짧아 질 수 있다. 등뼈의 폄근과 등세모근의 중간, 하부 섬유와 마름근은 길어지거나 약해질 수 있다. 척추뒤굽음증 자세를 하고 있는 사람은 나쁜 자세와 관련되어 있고 이는 SITS (가시위근, 가시아래근, 작은원근, 어깨밑근 (supraspinatus, infraspinatus, teres minor와 subscpularis)) 근육의 길이와 근력의 변화와 함께 위팔을 안쪽으로 돌림시킨다. 척추뒤굽음증 자세를 가진 사람들은 목과 어깨 통증을 가지고 있다.

척추뒤굽음증 만곡의 감소는 과도한 유연성과 과운동성 증후군을 가진 환자에게서 볼 수 있다. 이 경우 가슴 부위는 보통보다 편평하게 나타나며, 환자가 똑바로 앉아 있거나 서있을 때 이 부분에 있는 각각의 척추의 가시돌기가 서로 가깝기 때문에 가슴 통증을 호소하는 경우가 많다.

6 단계 복부 (Abdomen)

자세평가에서 간과하고 넘어가는 부분이 복부이다. 환자 복부가 편평한지, 아니면 튀어나왔는지 확인한다. 정상이고 건강한 사람은 편평한 복부를 가지고 있다.

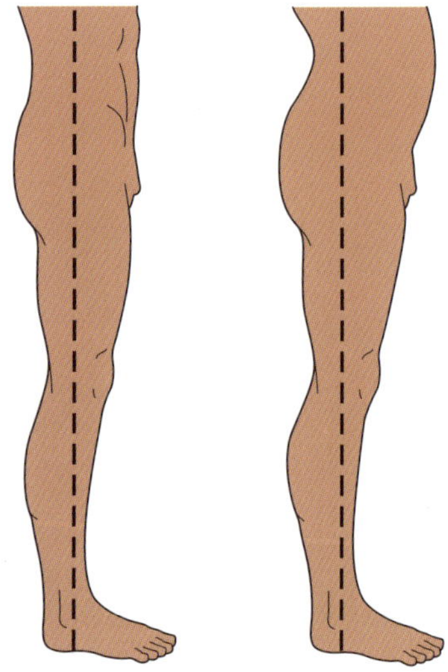

페이지 77에 있는 사진에서 환자들의 복부를 관찰한다. 맞은 편에 있는 사진은 옆으로 봤을 때 볼 수 있는 다양한 배의 모양과 위치를 보여주고 있다. 과체중이거나 임신 중이기 때문에 배가 나왔는지, 전반적으로 서있는 자세는 어떠한지, 골반이 앞쪽으로 경사되어 있는지, 그리고 뒤쪽으로 경사진 골반과 허리뼈의 감소된 만곡으로 인해 배의 긴장이 증가되어 있는지 확인한다.

결과 해석 복부의 돌출은 임신, 허리뼈의 앞굽음 증가, 과도한 체중증가로 인해 일어날 수 있다. 가슴의 근막과 근육에 제한을 가진 환자들도 복부가 돌출 될 수 있으며, 이는 가슴부위의 형태가 긴장되거나 눌려져 있는 뚜렷한 변화가 나타날 수 있다.

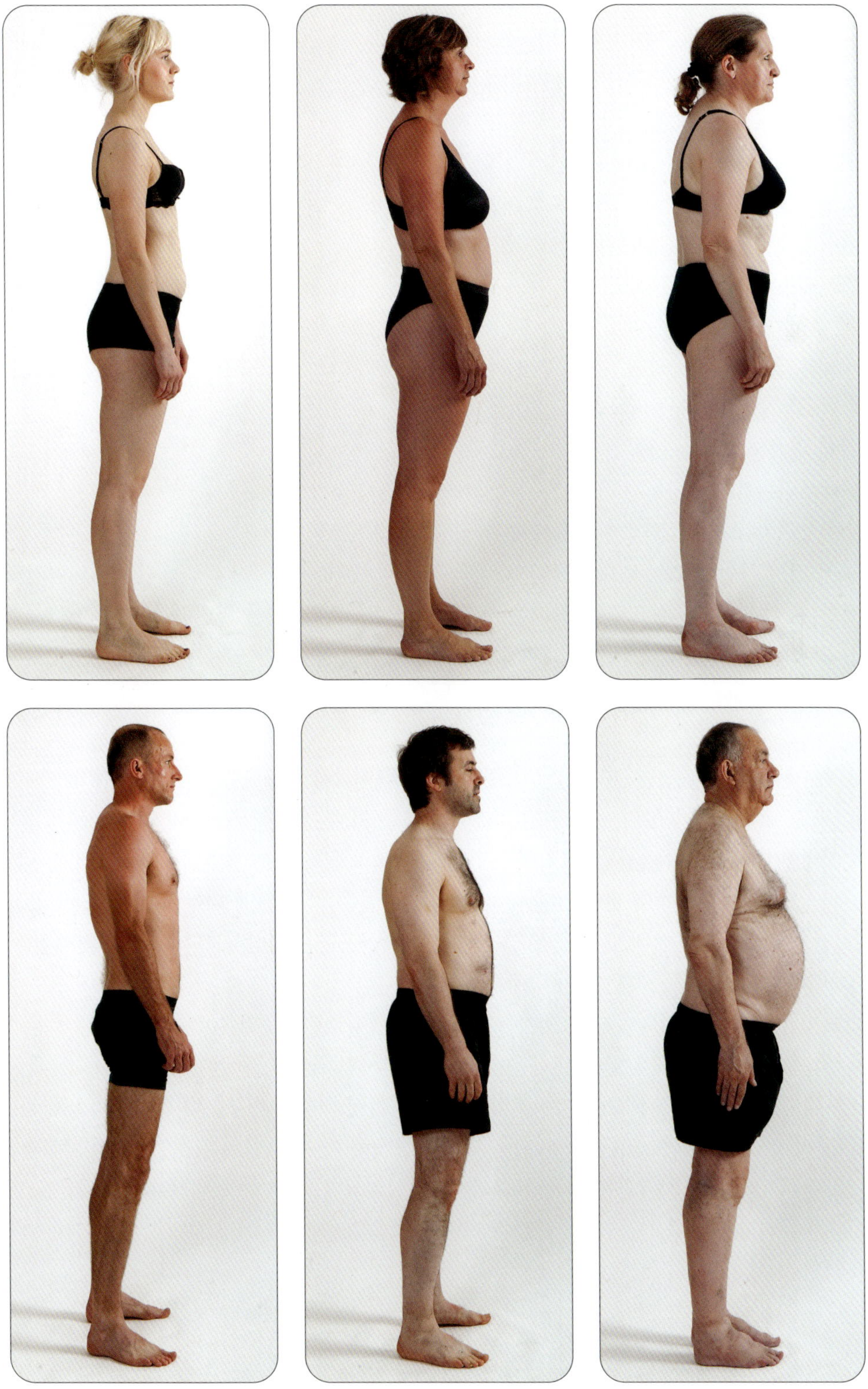

7 단계 허리뼈 (Lumbar Spine)

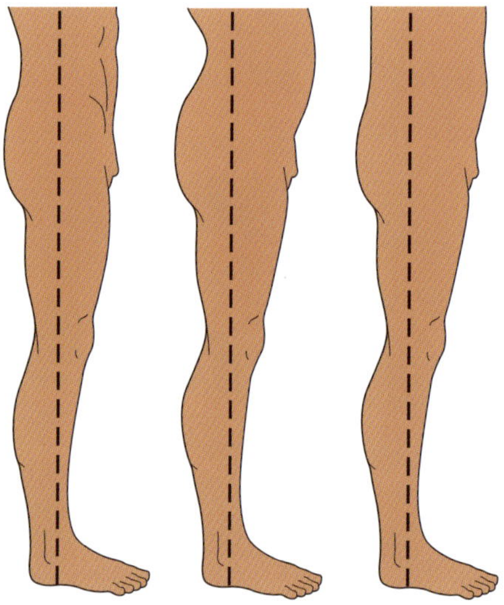

이 부분은 당신이 발견한 것을 천천히 고려해서 보기 좋은 지점이다. 이 장에서는 자세평가를 기초로 하여 환자를 치료하는 방법을 제시할 것이다. 허리뼈를 주의 깊게 관찰하도록 한다. 자연스럽게 증가된 허리뼈 만곡을 가지고 있는지, 증상은 없지만 약하게 허리뼈 만곡이 증가되어있는지 확인한다. 후자의 사람들은 단지 증상이 없어 특별히 치료를 받고 있지 않다는 것을 기억하고 있어야 한다.

허리뼈와 골반은 연관되어 있다. 허리뼈 만곡의 증가와 감소는 골반의 바뀐 위치와 관련이 있고, 이는 처음 자세 평가를 배우는 사람에게는 어려울 수 있지만 허리뼈부위는 자세평가를 처음 배우는 사람에게는 좋은 평가부위이다. 환자 중에 허리뼈 부위가 정상적으로 보여 지는 사람이 있는지, 허리뼈의 만곡의 감소와 증가가 있는지 확인한다. 79 페이지 그림을 보도록 한다. 허리뼈에 수직으로 선을 그은 후 허리뼈의 만곡과 라인을 확인한다. 허리뼈 만곡이 정상일 때는 *(a)*, 증가될 때는 *(b)*, 감소될 때는 *(c)*와 같은 라인이 형성되며, 이 사진은 허리뼈 부위와 라인을 관련해서 이해하는데 도움을 줄 것이다.

결과 해석 허리뼈 앞굽음 만곡의 증가는 앞쪽으로의 골반 경사를 나타낸다. 골반의 위치에 대한 설명은 페이지 76에 기술해 놓았다. 증가된 허리뼈 앞굽음은 이 부분의 연부조직의 압박 때문에 유발되는 통증을 설명할 수 있다. 예를 들면, 허리뼈 추간판 디스크의 뒤쪽 부분의 압력증가와 허리뼈 척추세움근의 짧아짐으로 인해 통증이 유발된다. 허리뼈의 후관절은 이 부분에 너무 많은 압력이 있을 경우에 제 기능을 발휘하지 못하며, 엉덩관절 폄근과 같이 배곧은근은 평상시보다 더 길고 약해진다. 반면에 허리 펴기에 관여하는 근육은 짧아지게 된다.

또한 허리 앞굽음이 증가되어 있는 환자를 치료할 때 넙다리뒤근육의 길이를 측정하는 것은 치료에 도움이 된다. 해부학적으로 앞굽음 만곡은 앞쪽으로 경사진 골반과 관련이 있고, 이로 인해 넙다리뒤근육은 길어진 상태를 유지하게 된다. 그러나 나의 경험에 의하면 대부분의 환자들의 넙다리뒤근육은 긴장 되어 있었다. 왜 넙다리뒤근육이 정상보다 궁둥뼈를 더 뒤로 당기는 것일까? 허리뼈의 몸체가 앞쪽으로 당겨짐에 따라 허리근은 더 짧아질 것이다. 그리고 이러한 현상은 척추의 앞굽음을 만든다. 재미있는 질문하나 하겠다. 허리근의 단축과 허리 앞굽음의 증가 중 어떤 것이 먼저 일어나는가?

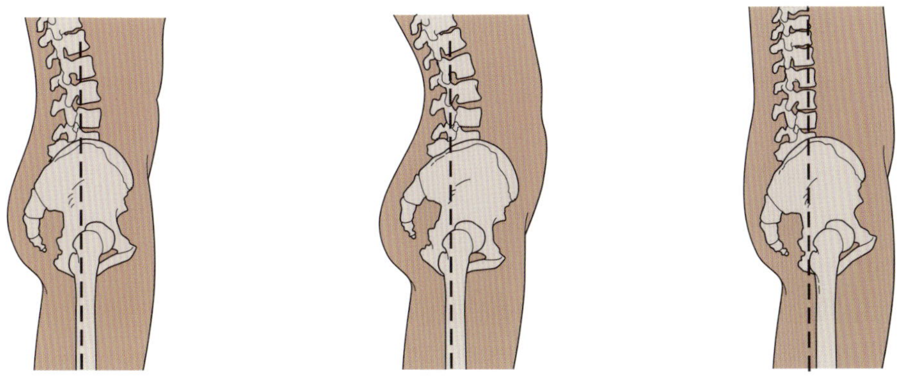

a　　　　b　　　　c

해부학적으로 허리뼈 정상 만곡의 감소는 엉덩관절 폄근의 긴장과 길어짐 그리고 엉덩관절 구부림근의 약화 때문에 일어난다. 이를 표 4.1에 요약하여 기술하였다.

표 4.1 허리뼈 만곡의 변화와 관련된 요소들

	허리뼈 앞굽음 증가	허리뼈 앞굽음 감소
골반의 위치와 관련된 요소	앞쪽으로 경사	뒤쪽으로 경사
짧아진 근육	척추 폄근	엉덩관절 폄근
길어진 근육	배곧은근 엉덩관절 폄근	엉덩관절 굽힘근

여기 보여지는 환자는 증가된 허리뼈 앞굽음을 가지고 있는 좋은 예이다. 이전의 책에 나온 측면에서 본 전신사진들을 모두 본다면 당신은 허리뼈 부위의 만곡을 볼 수 있는 최고의 경우를 관찰할 수 있을 것이다.

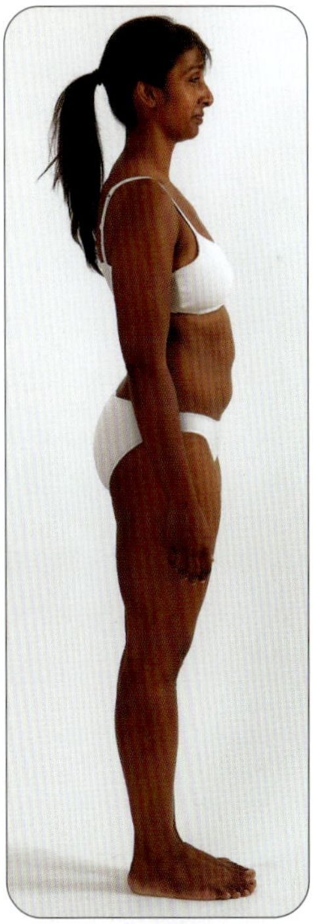

8 단계 그 외 관찰 (Other Observations)

이 전에 단계에서도 언급했듯이 어떤 반흔, 흠, 얼룩, 종창 또는 아직 문서화하지 않은 상체 평가에 대해 기록한다.

1 단계 골반 (Pelvis)

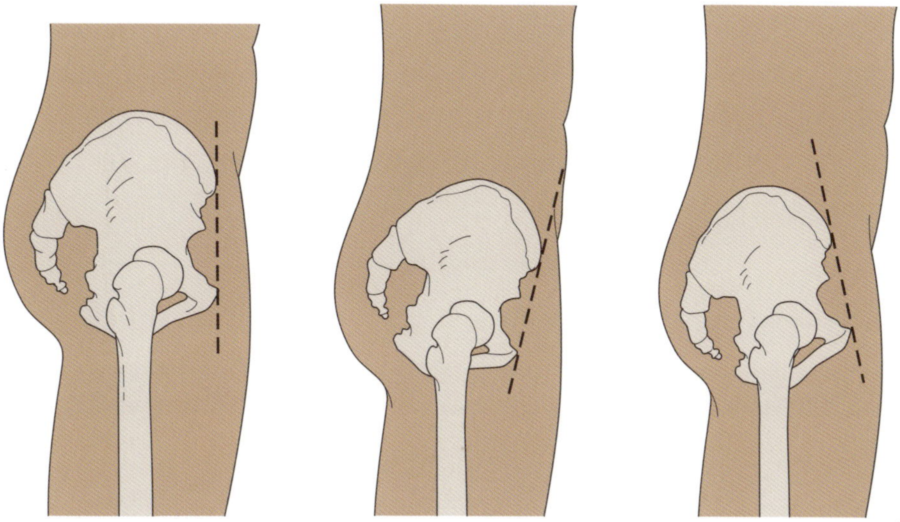

a b c

골반의 움직임은 허리뼈의 모양의 변화와 관련이 있다. 정상 자세(*a*)에서 앞쪽(*b*)으로, 뒤쪽(*c*)으로 경사지게 움직일 수 있는 방법이 있다. 앞쪽 골반 경사는 ASIS가 두덩뼈 앞쪽으로 이동할 때 골반의 위치를 묘사한 것이고, 뒤쪽 골반 경사는 ASIS가 두덩뼈의 뒤쪽으로 이동할 때 골반의 위치를 묘사한 것이다.

힌트 앞쪽, 뒤쪽 골반경사를 이해하기 위해 배근육을 앞쪽으로 내밀고 엉덩이를 집어넣고 허리뼈 부위를 펴라. 이는 골반의 전방 경사를 유발시킨다. 다시 중립자세로 돌아온 다음, 엉덩이를 수축시키고 사타구니를 앞쪽으로 밀고 허리뼈를 편평하게 하면, 이는 골반의 후방 경사를 유발시킨다.

힌트 환자가 부분적으로 허리뼈 앞굽음을 보이는지, 편평한지 확인하기 위한 방법이 있다. 환자에게 앞에서 기술했던 대로 해보도록 한다. 어떻게 해야 할지 이해하면 환자는 전방경사 와 후방 경사를 수행할 수 있을 것이다. 환자가 전방경사를 실시하기 어려워한다면 이는 이미 전방 경사 자세를 하고 있기 때문이고 후방 경사를 실시하기 어려워하고 허리뼈 만곡이 편평한 상태이면 이미 후방 경사 자세 상태인 것이다.

결과 해석 골반이 앞쪽으로 경사되어 있을 때 허리뼈 만곡은 과도하게 되어있고 환자는 이 부분에 허리뼈 앞굽음을 보이게 된다. 이로 인해 허리뼈의 추간판의 뒤쪽 부분에 받는 압력이 증가하게되고 이 부분의 후관절에 압력이 더해지게 된다. 이 자세는 배곧은근의 길어짐과 함께 넙다리뒤근육의 길어짐, 그리고 약화와 관련이 있다. 아마도 허리근과 넙다리곧은근(대퇴직근, rectus femoris)은 짧아져 있을 것이다. 골반이 후방경사 되어있으면 허리뼈 앞굽음은 감소된다. 이 자세는 엉덩관절 폄근의 긴장과 길어진 엉덩관절 굽힘근의 약화와 관련되어 있다. 전방, 후방 골반 경사와 관련된 요소들을 표 4.2에 요약하여 기술하였다.

표 4.2 전방, 후방 골반 경사와 관련된 요소들

	전방경사 (Anterior pelvic tilt)	후방경사 (Posterior pelvic tilt)
ASIS의 위치	ASIS가 두덩뼈 앞쪽으로 유지함	ASIS가 두덩뼈 뒤쪽으로 유지함
허리뼈와 관련된 위치	허리뼈 앞굽음 증가	허리뼈 앞굽음 감소
짧아진 근육	허리뼈 폄근	엉덩관절 폄근
길어진 근육	배곧은근 엉덩관절 폄근	엉덩관절 굽힘근

척추의 다른 부분은 골반의 위치에 따른 보상작용을 위해 형태를 바꾸기 쉽다.

2 단계 근육 크기 (Muscle Bulk)

하지 근육, 특히 넙다리와 큰볼기근을 유의해서 관찰한다. 몸의 오른쪽과 왼쪽 사이의 근육 크기의 증가나 감소가 있는지 확인한다.

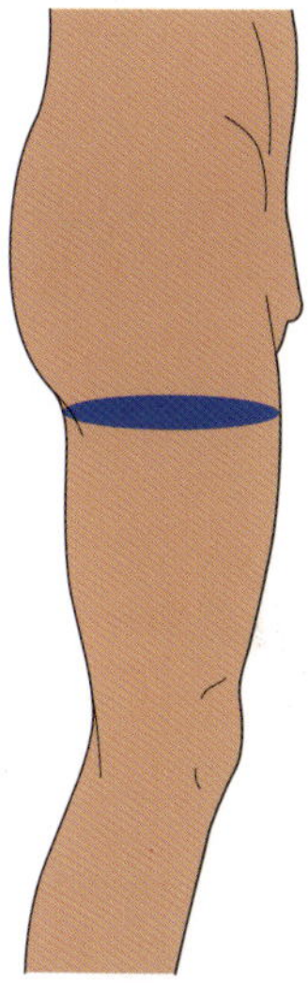

결과 해석 근육은 사용하지 않으면 위축된다. 이는 앉은 자세에 있는 나이든 환자나 손상 후 부분적, 전체적으로 하지를 고정했던 젊은 환자들에게서 공통적으로 관찰된다. 고정 기간이 길면 위축의 정도가 더 심하다. 근육의 크기 감소는 완전히 체중 지지를 할 수 없는 쪽 다리에서 발견할 수 있으며 그 반대쪽 다리는 상대적으로 체중지지가 증가함으로 근육의 크기가 증가되어 있다.

3 단계　무릎 (Knees)

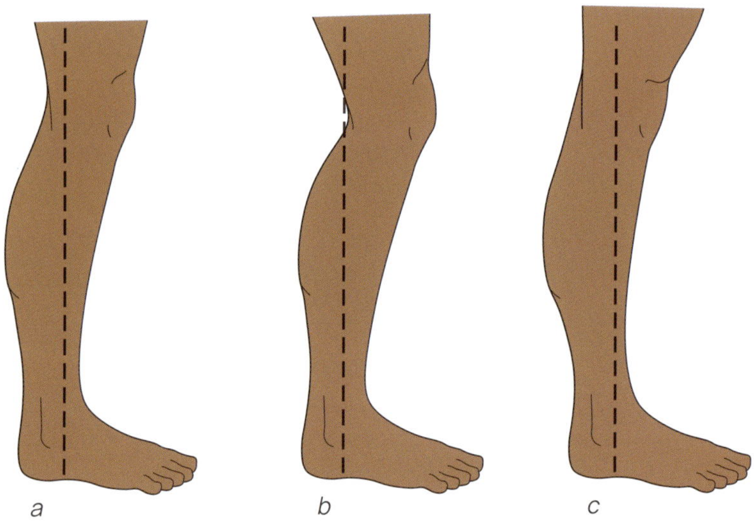

측면에서 자세를 평가하는 것은 환자의 무릎 관절에 일어나는 것을 확인할 때 좋다. 정상무릎 *(a)*, 구부러진 무릎 *(b)*, 과하게 펴진 무릎 *(c)*을 구별해 보도록 한다.

힌트 만약 환자의 왼쪽 편에서 볼 때 오른쪽 무릎의 뒤쪽을 볼 수 있다면 오른쪽 무릎이 과하게 펴진 것이고, 환자의 오른편을 볼 때 왼쪽이 더 많이 보이는 것은 왼쪽 무릎 관절의 폄이 증가해 있음을 나타내는 것이다.

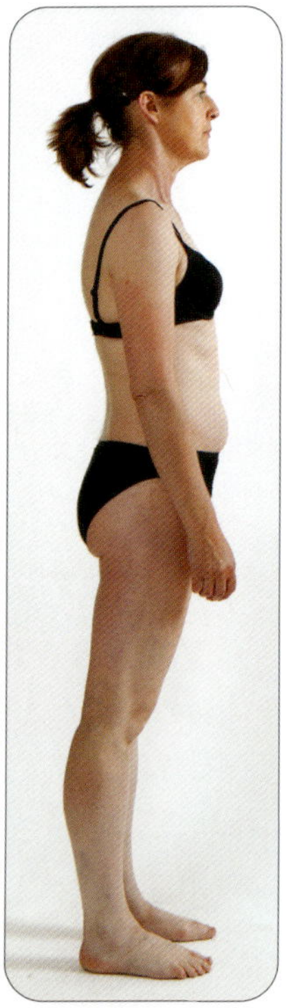

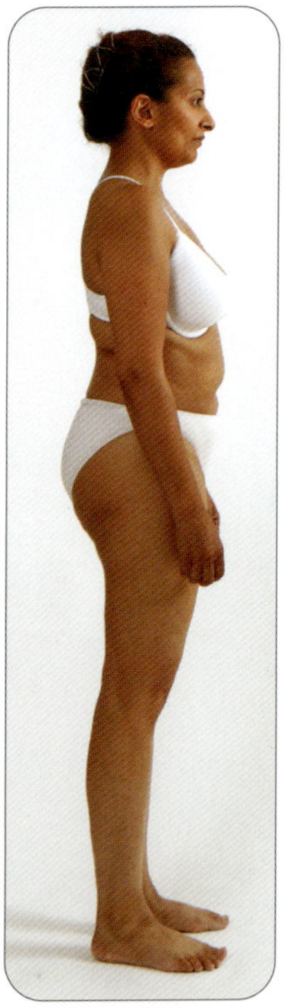

왼쪽에 있는 사진의 사람은 무릎관절 폄이 증가된 상태로 서있는 좋은 예이다. 옆 사진에서 무릎을 보자. 무릎관절의 앞을 무릎뼈가 누르고 압력을 주고 있는 것을 확인해 본다. 이 사진에 수직선을 그린다면 다리는 수직선 뒤로 떨어지는 것을 볼 수 있을 것이다 (서 있는 자세에서 수직선을 이용할 때 가쪽 복사뼈 바로 앞에 라인 있는 것을 기억한다). 오른쪽 사진에 있는 사람은 유사하지만 명확한 무릎의 위치는 보이지 않는다.

반대로 다음 두 개의 사진을 보아라. 첫 번째 사람은 무릎을 구부리고 서있다. 이는 하지가 부어 있기 때문에 명확히 보이지는 않는다. 두 번째 사람은 오른쪽 무릎을 구부리고 서있다. 너무 미묘하기 때문에 이 책에서 측면 자세를 보여주는 다른 사진과 비교했을 때 더 쉽게 관찰할 수 있다.

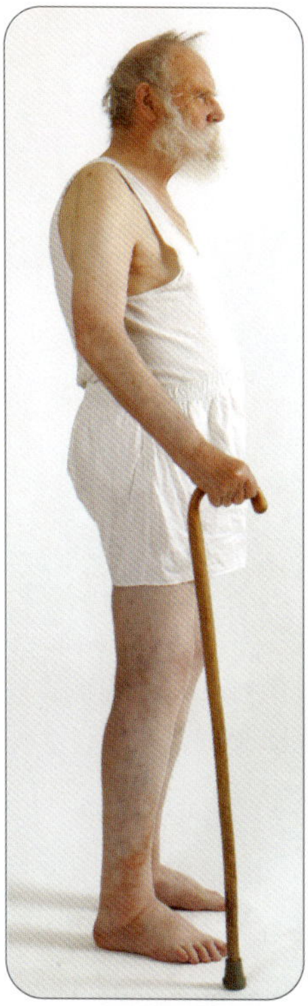

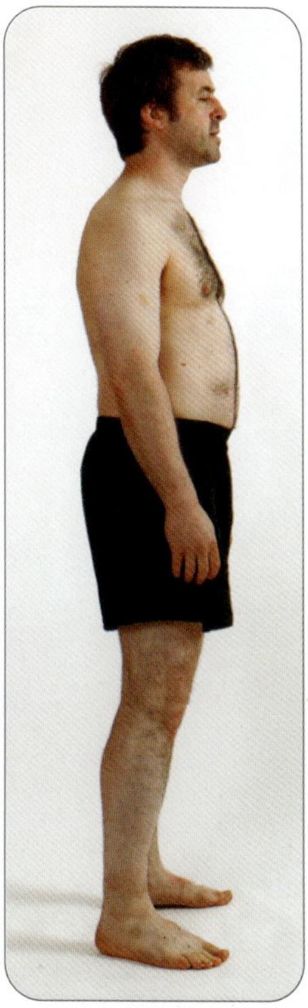

결과 해석 구부러진 무릎은 긴장된 넙다리뒤근육, 오금근과 약해진 넙다리네갈래근(대퇴사두근, quadriceps)과 가자미근과 관련이 있다. 또한 골반과 허리뼈의 자세는 서로 밀접하게 관련되어 있고 자세의 변화에 따른 무릎관절의 위치변화는 엉덩관절과 발목관절에 영향을 미친다. 구부러진 무릎은 엉덩관절의 굽힘을 증가시키고 발목관절의 발등굽힘을 증가시킨다. 중립자세에서 약간 구부린 상태로 무릎의 위치를 달리하면 간단하게 확인할 수 있다.

무릎에 발생한 병변은 관절의 폄에 제한을 줄 수 있다. 예를 들면, 관절내에 물렁물렁한 것이 있다면 완전한 폄을 막을 수 있고, 무릎연골연화증의 통증이 있을 경우 완전한 폄에 의해 더 악화될 수 있다. 과움직임을 가지고 있는 환자는 종종 이를 피하기 위해 서 있을 때 과하게 폄 시킨다. 과하게 펴진 무릎은 긴장된 넙다리네갈래근과 길어진 넙다리뒤근육과 관련되어 있으며, 과폄된 무릎을 가진 환자의 긴장된 넙다리네갈래근은 서있을 때 넙다리뼈에 대항해서 무릎을 밀어 무릎 앞쪽에 통증을 유발시킬 수 있다. 이 자세는 무릎넙다리 관절 연골 부분의 퇴행성 변화에 관여한다고 할 수 있을 것이다. 다른 결과는 관절낭의 뒤쪽 면에 스트레스를 증가 시킨다는 것이다. 과하게 신전된 무릎은 발목관절의 감소된 발등굽힘과 관련이 있다. 무릎관절 위치의 변화와 관련된 요소를 표 4.3에 요약하여 기술하였다.

표 4.3 무릎관절 위치의 변화와 관련된 요소

	굽힘된 무릎	과폄된 무릎
짧아진 근육	넙다리뒤근육 오금근	넙다리네갈래근
길어진 근육	넙다리네갈래근 가자미근	장딴지근
엉덩관절의 위치	엉덩관절 굽힘 증가	엉덩관절 폄 증가
발목의 위치	발등굽힘 증가	발등굽힘 감소
다른 것	앞쪽 발목관절의 구조물에 가해지는 압력의 증가	무릎의 뒤쪽 관절낭의 스트레칭; 무릎넙다리관절의 퇴행성 변화의 증가

4 단계 발목 (Ankles)

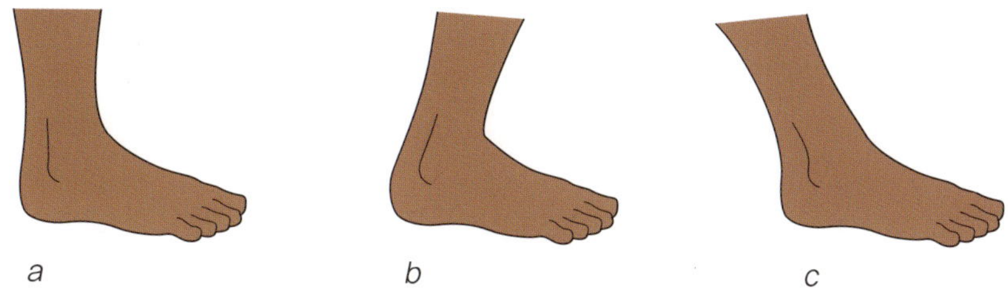

환자의 발목이 중립 자세인지 *(a)*, 발등굽힘이 증가되어 있는지 *(b)* 발등굽힘이 감소되어 있는지 *(c)* 확인한다. 이 세 사람은 발목에 감소된 발등굽힘의 양상을 보이는 좋은 예이다.

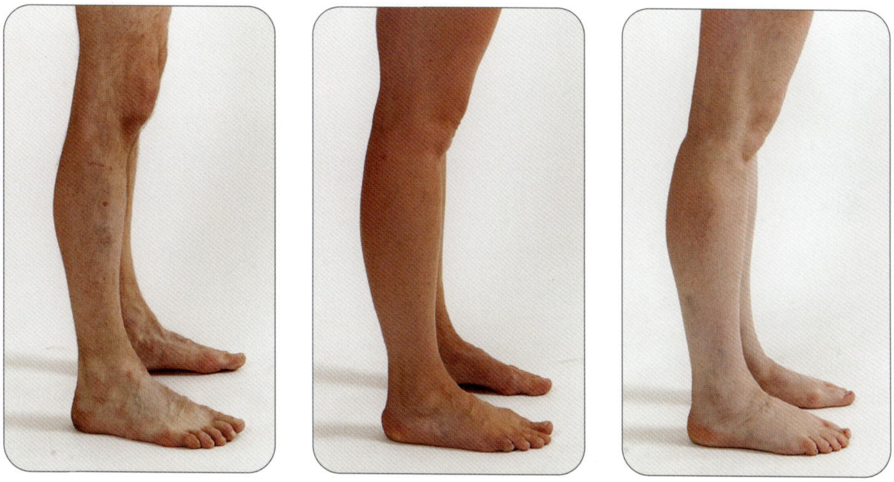

결과 해석 서있는 자세에서 증가된 발등굽힘은 굽힘된 무릎으로 서있는 환자에게서 볼 수 있다. 이러한 환자들의 지면력은 걷는 동안 정강뼈를 통해 위로 분산되지 못한다. 이로 인해 초기 퇴행성 관절변화와 통증이 생길 수 있으며, 앞정강근이 짧아지고 발목지대 (ankle retinaculum)의 앞쪽 면이 받는 압력이 증가될 수 있다. 감소된 발등굽힘은 짧아진 넙다리네갈래근과 무릎 앞쪽의 증가된 압력과 관련되어 있다.

5 단계 발 (Feet)

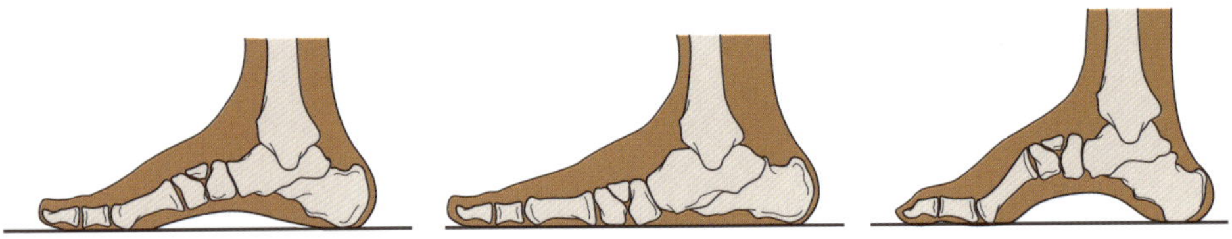

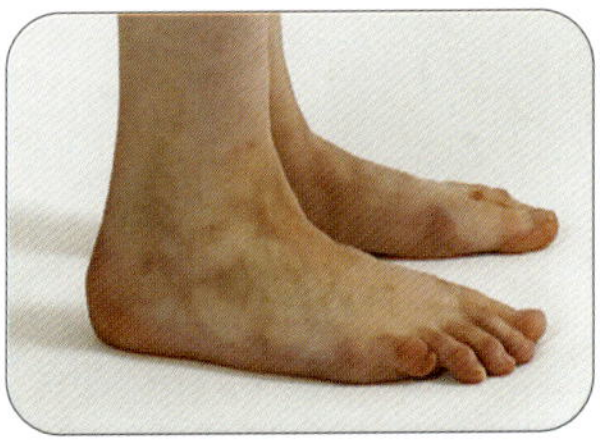

발의 아치를 확인해 본다. 정상으로 나타나는지 *(a)* 지면과 가깝게 있는지 *(b)*, 지면으로 부터 많이 올라가 있는지 *(c)*, 왼쪽과 오른쪽 사이의 체중지지가 동일하게 나타나는지, 한쪽이 다른 쪽보다 더 많은 체중지지가 일어나는지, 발가락은 정상인지, 갈퀴발이나 갈고리 모양의 발가락 기형을 가지고 있는지 확인한다. 이 그림은 평발(pes planus)의 좋은 예이다.

결과 해석 발의 피부를 보는 것은 신발이나 지지 보조물이 너무 꽉 조여 피부의 조직을 누르거나 마찰이 있는지 확인하기 위한 것이다. 발가락에 문제가 있을 때, 특히 엄지발가락의 문제가 있을 때 균형에 문제가 생길 수 있다.

왼쪽 발의 가쪽 면에 증가한 압력은 왼쪽으로 몸통이 돌림되는 것과 관련이 있으며 오른쪽 발의 가쪽 면의 증가된 압력은 오른쪽으로 돌림하는 몸통과 관련이 있다.

힌트 아래 제시한 방법으로 발에 관련되어 몸통이 어떻게 돌림되는지 확인할 수 있다. 정상적 자세에서 맨발로 서고, 발을 바닥에 유지하고, 할 수 있는 한 멀리 한쪽방향으로 몸통을 돌린다. 바닥과 발바닥사이의 압력 변화점이 얼마인지 확인해 본다.

그러나 다른 생체 역학적 요소 또한 있으므로 모든 환자에서 몸통의 돌림만이 한쪽 발에 압력 증가를 가져오는 것은 아니다. 발과 발목의 생체 역학적 관점을 이해하는 것은 몸 구조의 특별한 부분이며, 이 부분에 문제가 있다면 발 전문 치료사에게 의뢰하는 것이 좋다.

6 단계 그 외 관찰 (Other Observations)

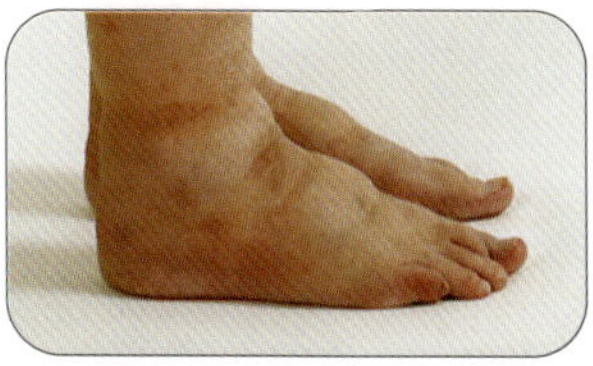

앞의 내용에는 언급하지 않았던 반흔과 타박상과 같은 것이 있는지도 관찰한다. 예를 들면, 사진에서 보여지는 사람은 부종이 있는 발 양상을 보인다. 이 남자의 오른쪽 발에 두 번째 발가락을 유심히 관찰하도록 한다.

전체 자세 비교 (Comparing Overall Posture)

측면에서의 평가를 완성하기 위해서는 환자를 전체적으로 보는 것이 필요하다. 아래 그림은 '전통적' 인 자세를 나타내는 그림이다. 두 번째 그림은 등뼈 뒤굽음증이 보여 지고 목뼈 앞굽음과 허리뼈의 만곡의 증가와 관련이 있다. 세 번째 보여 지는 그림은 편평한 허리뼈부위를 가지고 있는 환자이다. 네 번째는 척추가 구부러진 (sway backed) 자세이다.

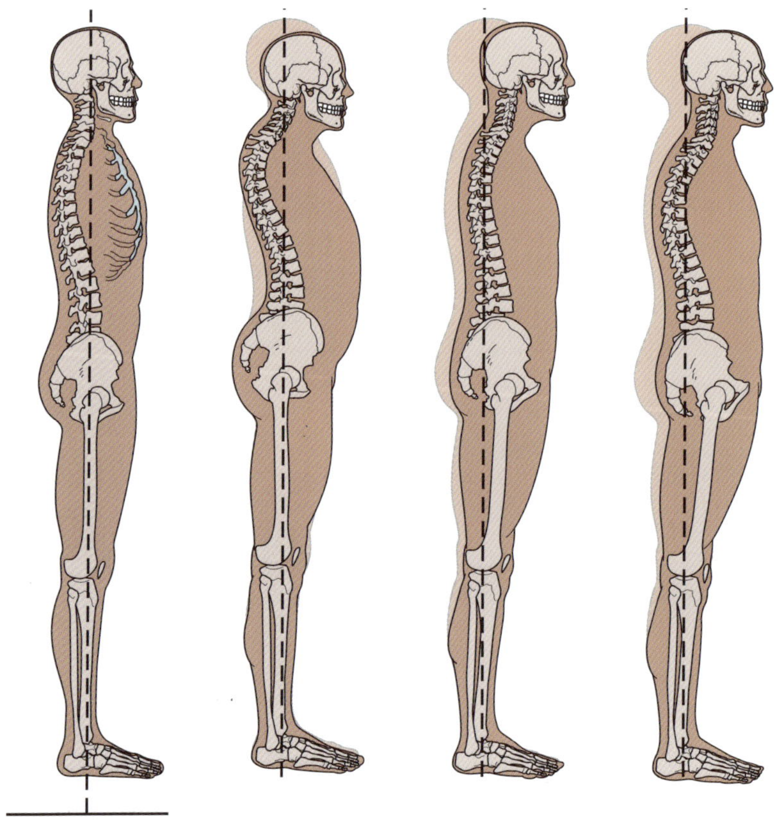

전체 자세 비교 (Comparing Overall Posture)

네 개의 사진을 보도록 한다. 만약에 각각의 사람의 발목으로부터 위로 수직선을 그릴 수 있다면 이전 그림에서 보여지는 자세와 사진속의 사람들을 연결할 수 있을 것이다. 하나의 그림의 아래 반과 하나의 사진의 아래 반을 연결할 수 있을 것이다. 그러나 사진의 위쪽 반은 그림의 위의 반쪽이 아닐 것이다. 실제적으로 우리 스스로 연결시킬 수 있는 넓은 범위의 자세타입이 필요하다.

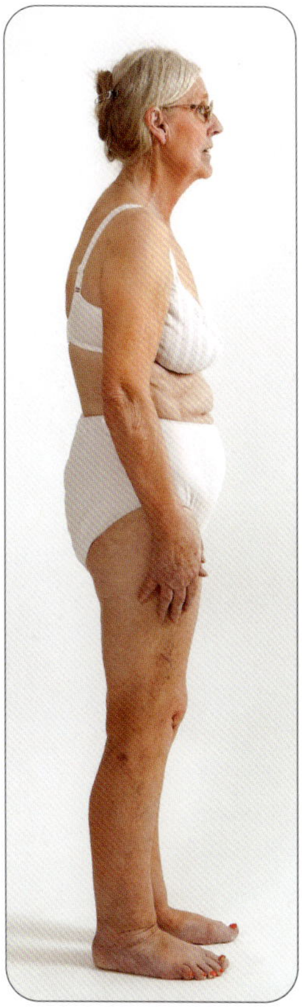
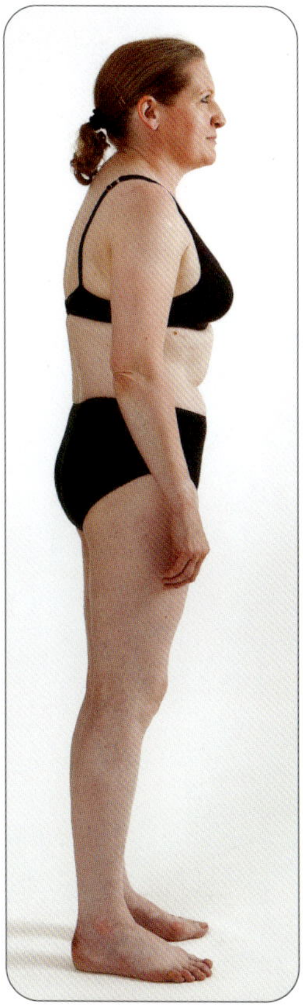
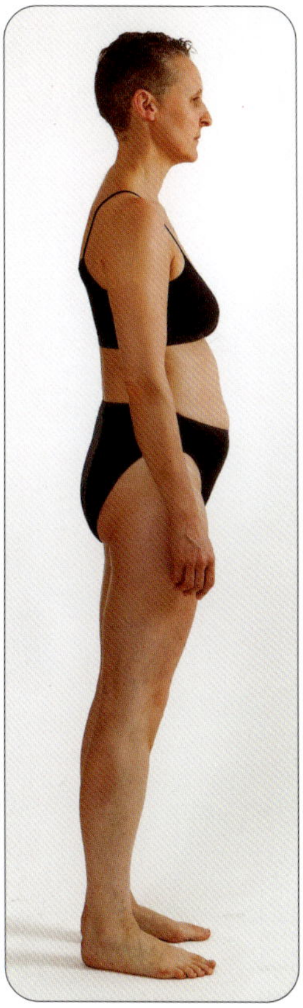
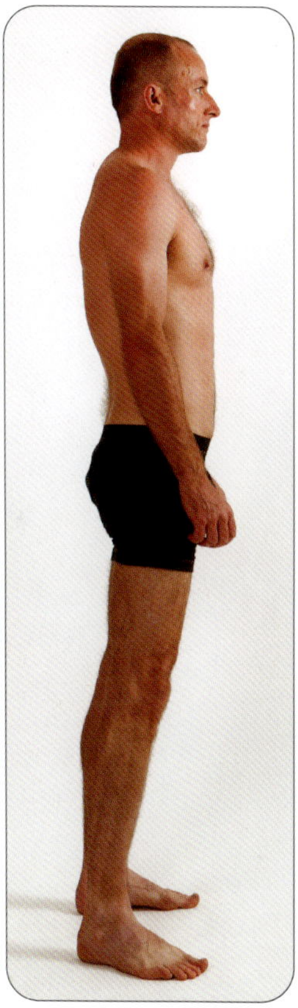

간단한 질문 (Quick Questions)

1. 머리가 앞으로 지나치게 나오게 되면 어떠한 결과가 나타나는가?
2. 내측으로 돌림된 위팔뼈는 어떤 근육이 짧아진 것인가?
3. 가슴에서 척추뒤굽음증일 경우 만곡의 증가로 인해 어떤 작용이 일어나는가?
4. 골반이 앞쪽으로 경사가 일어날 때 허리뼈 앞굽음이 증가하는가, 감소하는가?
5. 무릎을 구부리고 서있는 환자는 넙다리뒤근육이 짧아지기 쉬운가, 넙다리네갈래근이 짧아지기 쉬운가?

5

전면 자세평가 (Anterior Postural Assessment)

서 있는 자세를 평가할 때 마지막으로 평가해야 할 부분이 환자의 전면을 관찰하는 것이다. 숙련된 치료사들은 평가 시작 시 측면과 후면을 평가하기 전, 전면자세부터 환자를 평가하지만 숙련되지 않은 치료사들은 평가시간이 길어지면 긴장하기 때문에 평가할 때 마지막까지 전면부분은 남겨두는 것이 좋다. 전면자세평가 차트는 149쪽에서 확인할 수 있다. 전면자세를 평가할 때 이 장에서 기술한 순서에 맞춰 평가하고 평가한 것을 전면자세평가 차트에 기록한다. 차트는 상체 11단계, 하체 13단계, 전반적인 평가 총 25단계로 구성되어 있다.

1 단계 얼굴 (Face)

자연스럽게 환자의 얼굴이 대칭인지 비대칭인지 관찰한다. 환자의 얼굴은 건강상태를 표현하기도 한다. 얼굴을 관찰할 때 환자의 피부 톤은 좋은지, 영양상태가 어떤지, 얼굴빛이 흙빛인지 창백한지 피곤해 보이는지, 얼굴은 활기차 보이는지 핼쑥해 보이는지 아니면 부어 보이는지 확인한다. 얼굴표정에서도 많은 것을 확인할 수 있다. 통증이 있어 보이는지, 편안해 보이는지 아니면 근심이 가득한 얼굴인지 살핀다. 뿐만 아니라, 환자가 무의식적으로 이를 꽉 물어 턱에 무리를 주는지 얼굴을 찌푸리고 있는지 얼굴근육에서 경련이 일어나는지 얼굴근육의 긴장도를 살핀다.

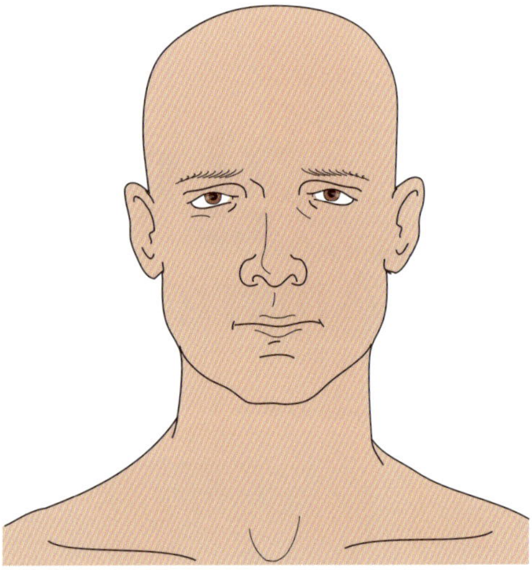

결과 해석 모든 사람들의 얼굴은 대칭이라는 전제로 이 책에서는 언급하고 있지만, 실제적으로 모든 경우가 그런 것은 아니다. 얼굴 특징에서 다양성을 가지는 것은 정상이다. 그러나 얼굴 근육에서 경련(spasm)이라든지 이완(flaccidity)이 나타난다면 정상은 아니기 때문에 기록해야 한다.

2 단계 머리 위치 (Head Position)

머리의 위치가 코, 흉골병(manubrium), 복장뼈(흉골, sternum), 배꼽을 잇는 중앙선에 위치하는지 중앙선에서 편위(deviation) 되었는지 돌림되었는지 확인한다.

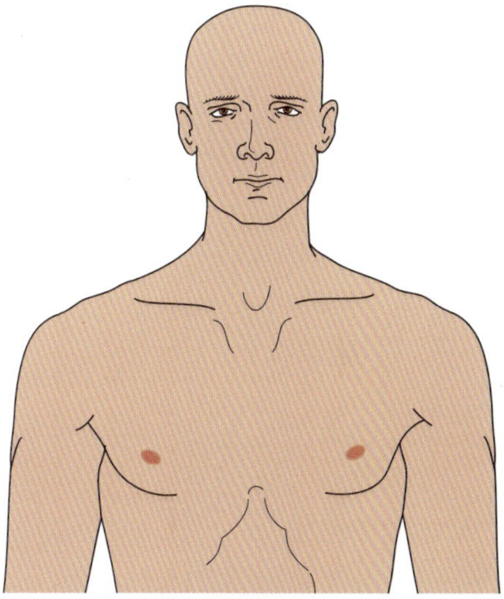

결과 해석 머리와 목이 비대칭인 이유는 많다. 예를 들면, 출입문을 기준으로 사무실에서 앞을 보면서 근무하는 사람들 보다 옆으로 앉아서 장시간 근무하는 사람들에게서 머리가 약간 돌림되었거나 한쪽으로 편위되어 있는 것을 확인할 수 있다. 머리가 돌림되어 있거나 돌림되어 있지 않은 상태로 심하게 가쪽으로 편위되어 있고 목빗근의 근 긴장도가 높아져 있다면, 이것은 기운목(사경, torticollis)을 의미한다. 머리 위치가 바르지 않다면 환자가 목 손상으로 인해 고통 받고 있음을 나타낸다.

이 사진은 몸의 연결성을 고려해야하는 것이 왜 중요한지 나타내는 좋은 예이다. 양쪽 안쪽 복사뼈 사이, 무릎 사이, 배꼽을 잇는 가상의 수직선을 그렸을 때 이 환자의 머리 위치가 가상 수직선에서 얼마나 떨어져 있는지 오른쪽으로 머리가 편위 되었는지 체중이 오른쪽으로 이동되었는지 확인해 본다.

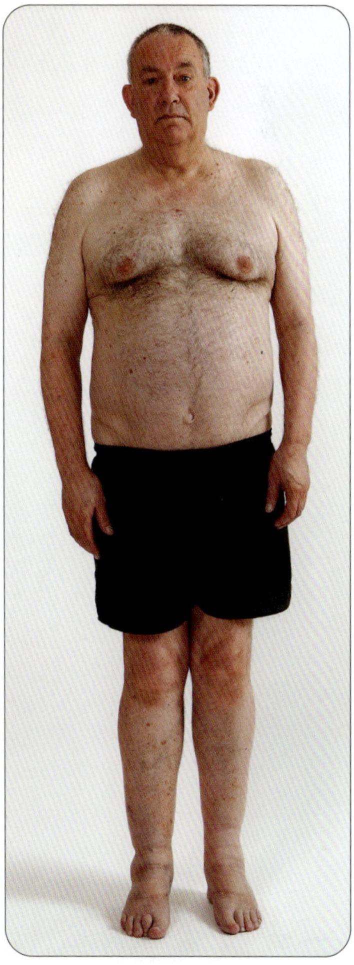

3 단계 근긴장 (Muscle Tone)

목, 흉부, 어깨 근육들 중 일부 근육이 양쪽이 같이 긴장되어 있지 않고 한쪽 근육만 과긴장 되었는지 확인한다. 특히 목빗근, 목갈비근, 상부 등세모근을 주의깊게 관찰한다. 정반대로 근긴장이 감소되었는지 위축이 있는 지도 확인한다.

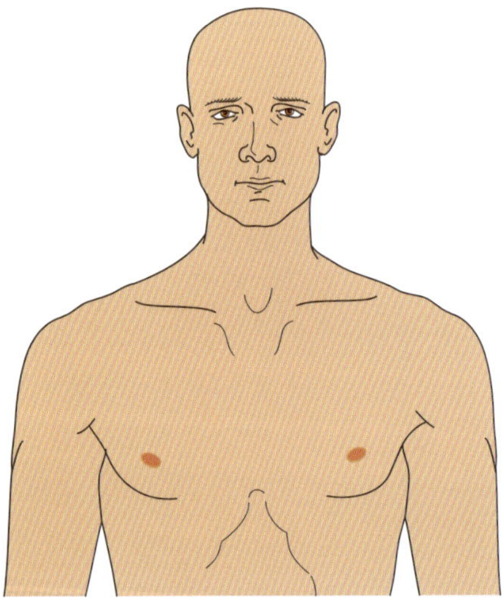

결과 해석 더 많이 사용하는 우세한 근육들은 근긴장도가 증가되고 이런 상태가 오랫동안 지속되었다면 그 부분에서 통증이 나타날 수 있다. 여기서 우리는 근긴장이 증가되는 이유에 관해 궁금증을 가지게 된다. 가슴근육들이 비대해졌거나 다른 많은 근육들이 비대해졌다는 것은 일반적으로 보디빌더(bodybuilder)들에서 관찰된다. 많은 사람들한테서 호흡근(목갈비근, 목빗근)의 근 긴장도 증가를 관찰 할 수 있다. 목갈비근은 특히 오랫동안 호흡기계 문제(예로, 만성폐쇄성폐질환)가 있었던 사람들에서 나타난다. 한편 위축은 사용하지 않는다는 것을 의미하는데 목 외상 후 칼라(collar)를 착용해 목을 고정하였던 환자를 평가할 때 목 근육에서 위축을 관찰할 수 있다.

4 단계 빗장뼈 (Clavicles)

양쪽 빗장뼈의 윤곽선과 각도를 관찰한다. 양쪽 빗장뼈는 부드러운 윤곽선을 가지고 있고 복장빗장관절(흉쇄관절, sternoclavicular joint)에서 위쪽으로 각을 이루며 위치하고 있다. 봉우리빗장관절에서도 빗장뼈를 관찰한다.

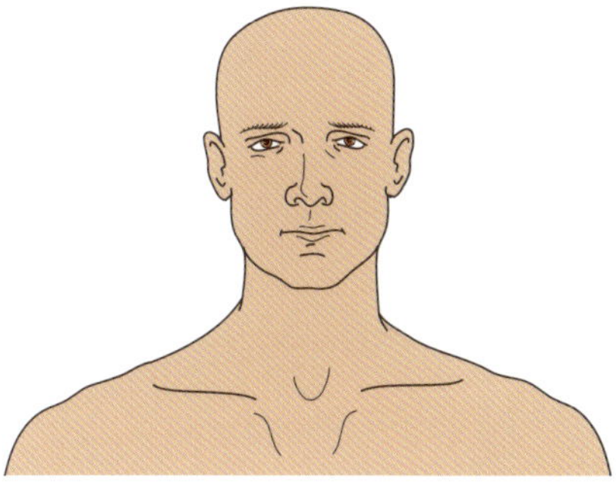

힌트 거울보고 서서 빗장뼈를 관찰한다. 복장뼈와 형성하는 각도를 관찰하고 봉우리빗장관절 쪽으로 부드럽게 위쪽으로 향하여 위치하고 있는지 확인한다. 어깨를 으쓱하면서 어깨를 올릴 때 빗장뼈의 각도가 얼마나 변하는지 각도가 커지는지 확인해 본다.

어깨뼈의 움직임이 빗장뼈의 위치에 얼마나 영향을 주는지 확인하기 위해 이 그림은 양쪽 어깨뼈의 뒤쪽을 보여준다. 점선은 어깨뼈가 위쪽으로 돌림되었을 때 어깨뼈의 위치를 보여준다. 빗장뼈에서 일어나는 움직임에 주목하고, 가능하다면 어깨뼈를 돌림시킨 상태에서 빗장뼈의 움직임을 확인한다.

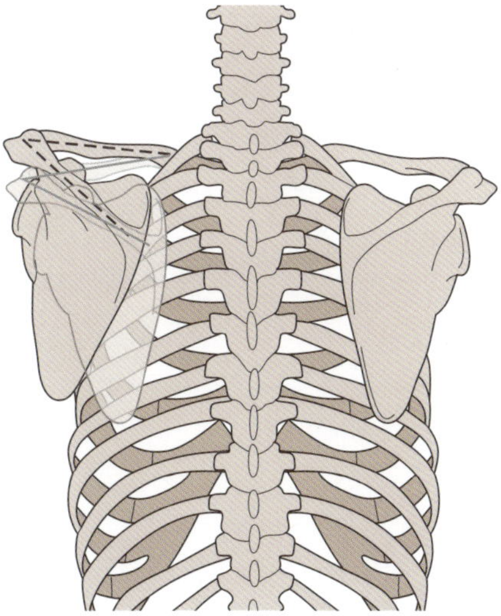

결과 해석 빗장뼈의 각도가 완만하지 않고 가파르다면 어깨가 올라갔다는 것을 의미한다. 우세손이 위치한 빗장뼈는 비우세 손 쪽보다 약간 아래로 위치하고 있고 이것은 정상 상태이다. 울퉁불퉁한 표면은 골절을 나타내거나 최근에 손상(예로, 어깨뼈 봉우리빗장관절 파열)이 있었음을 나타낸다.

5 단계　어깨 높이 (Shoulder Level)

어깨 높이와 어깨세모근의 표면은 오른쪽과 왼쪽에서 차이가 있는지 확인한다.

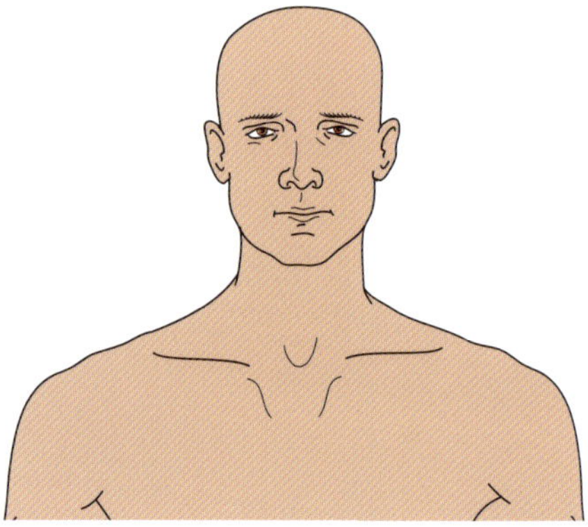

결과 해석 일반적으로 우세 손의 어깨가 약간 아래로 내려가 있다. 환자는 목이나 어깨 관절에 통증이 있거나 손상되어 있으면 보호하기 위해 어깨를 위로 올린다. 위팔어깨관절이 부분탈구되어 있는 사람들에서 어깨세모근의 표면에 자국이 있거나 어깨가 아래로 내려가 있는 것이 관찰된다.

다음 사진들을 보면 자세평가를 더 많이 이해할 수 있다. 첫 번째 두 번째 사진에서 양쪽 상부 등세모근이 얼마나 다른지 확인할 수 있다. 세 번째 사진은 왼쪽 빗장뼈가 올라가 있다.

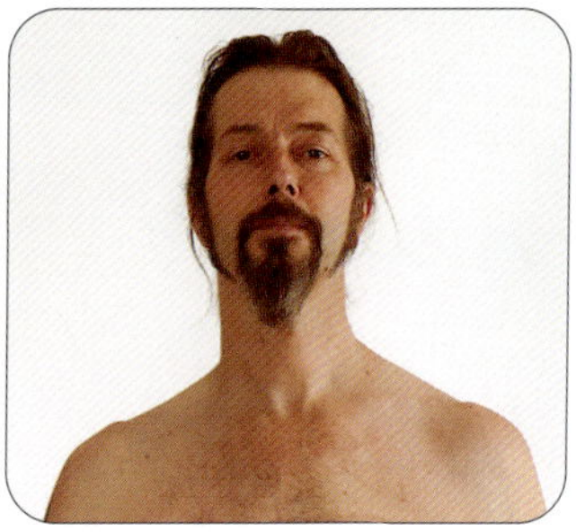

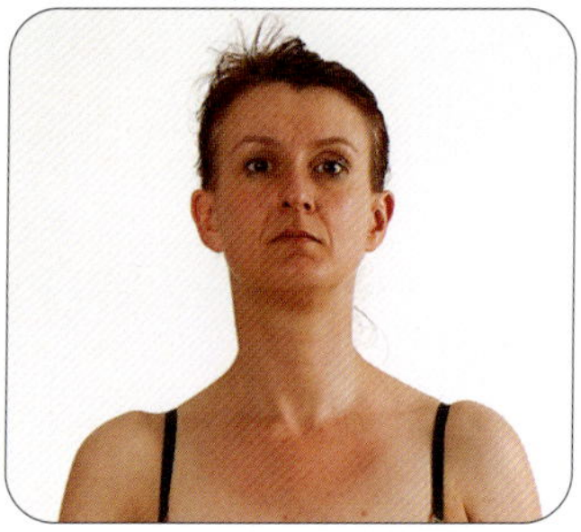

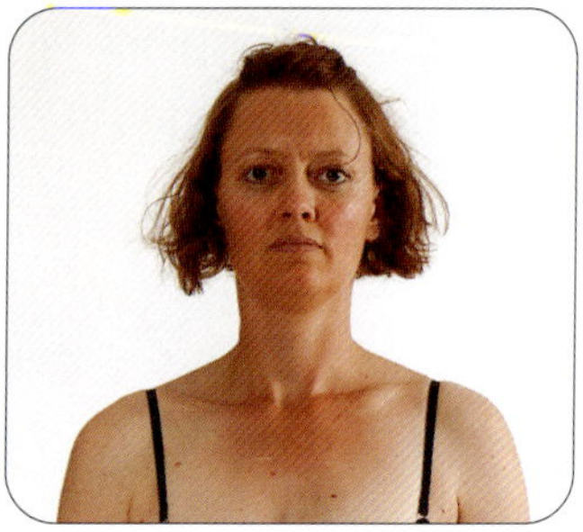

6 단계　굽은 어깨 (Rounded Shoulders)

굽은 어깨는 측면에서 관찰하면 쉽게 관찰할 수 있다. 측면에서 관찰했을 때 어깨가 안쪽으로 돌림되어 있으면 손의 위치도 변하고 전면 또는 후면 평가에서도 관찰된다. 환자의 위팔뼈가 안쪽돌림되어 있다면 전면 평가 시 손등을 더 쉽게 관찰할 수 있다. 첫 번째 사진에서 이 여성은 위팔뼈 안쪽돌림된 상태를 보여준다. 두 번째 사진에서 이 여성의 왼쪽과 오른쪽 손 위치를 비교해 볼 때 왼쪽 어깨가 더 오른쪽 어깨 보다 안쪽돌림되어 있다고 할 수 있는지 생각해 보자.

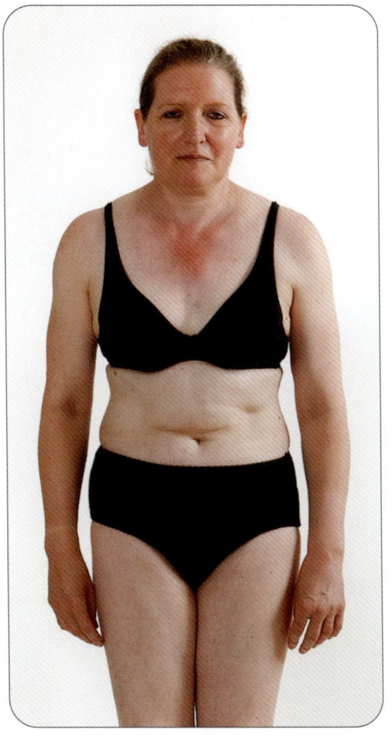

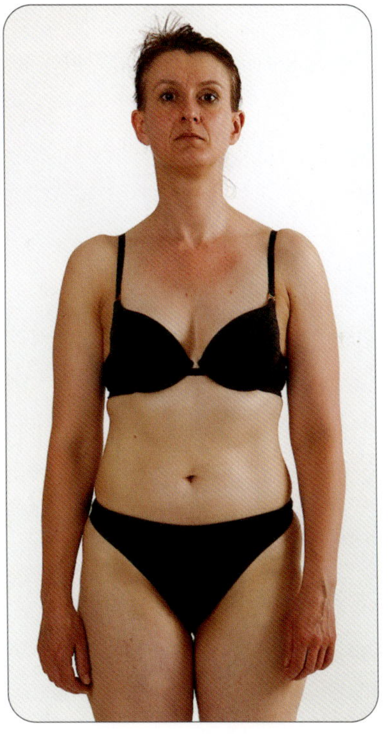

결과 해석 굽은어깨는 등이 굽고(kyphotic postures) 앞쪽 가슴에 있는 근육들과 위팔뼈 안쪽돌림근이 짧아져 있다. 안쪽돌림된 위팔뼈는 위팔두갈래근 긴머리(이두박근 장두, long head of biceps brachii) 같은 앞쪽 어깨 구조물들과 충돌할 수 있다.

7 단계　흉부 (Chest)

가슴이 편측으로 이동되어 있거나 목과 골반의 위치를 기준으로 해서 관찰하였을 때 돌림되어 있을 수 있다. 이 그림에서 척추는 회색 음영선으로 표시되었고 수직선은 점선으로 표시했다. 환자의 머리와 가슴이 오른쪽으로 이동되어 있다.

가슴이 얼마나 편측으로 이동되었는지 확인하기 위해 다음과 같은 질문을 해보는 것이 좋다. 흉골이 중앙선에 위치하고 있는지, 가슴우리는 어떤지, 골반이 정면을 향하고 있는지, 흉곽이 한쪽으로 돌림되었거나 이동되었는지 확인한다.

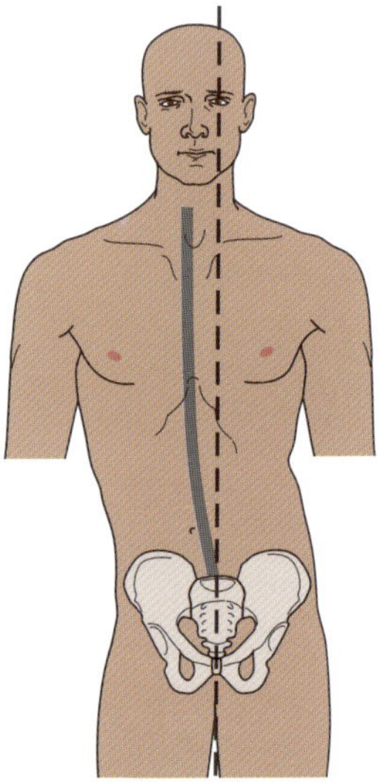

결과 해석　흉부가 제 위치에 있지 않고 이동하는 것은 많은 이유 때문에 발생한다. 예를 들면, 위 그림에서 나타난 가슴이동은 궁둥신경통(좌신경통, sciatica)이 있는 환자들에게서 때때로 관찰된다. 그러나 환자가 이런 자세로 있다고 해서 꼭 궁둥신경통 때문에 고통 받고 있다는 것을 의미하는 것은 아니다. 근육의 불균형과 척추의 가쪽만곡(lateral curvature) 역시 이런 자세에 영향을 끼칠 수 있다. 가슴이 돌림되면 보상으로 허리뼈와 목에서 변화가 나타난다.

힌트 가슴이 돌림되면 얼굴을 바로 보고 서 있는 동안 머리, 목, 엉덩 관절을 같은 자세로 유지하기 위해 오른쪽으로 가슴을 돌림 하게 된다. 이는 결과적으로 목에서 변화를 초래하게 된다. 쉽게 이해하기 위해 당신의 몸통을 오른쪽으로 돌림시키고 얼굴을 정면을 향하게 하면, 머리는 왼쪽으로 돌림되고 목의 근육이 수축하는 것을 느낄 수 있을 것이다.

8 단계　운반각 (Carrying Angle)

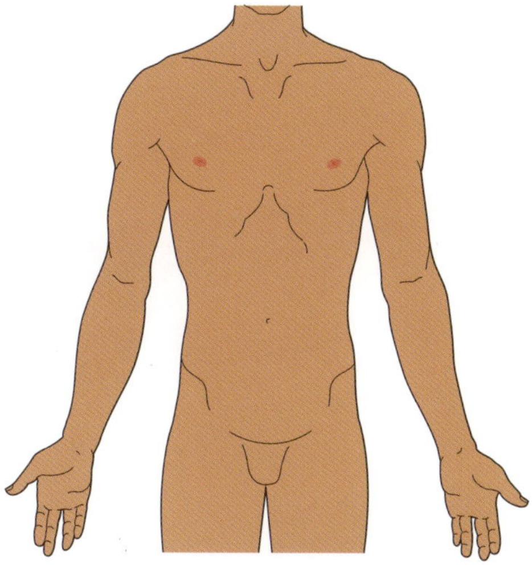

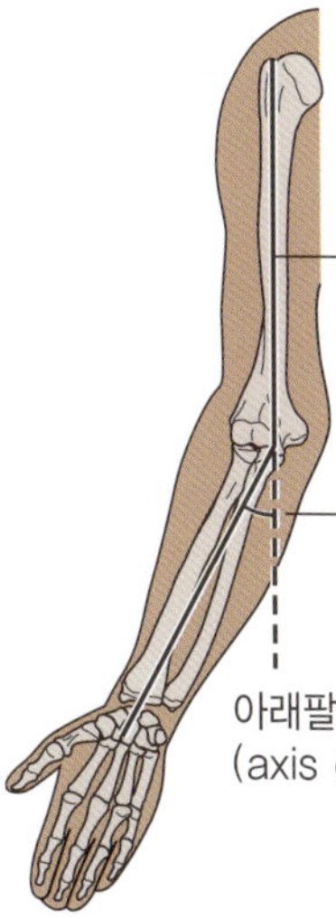

운반각은 위팔뼈의 장축과 아래팔(전완, forearm)의 장축을 이은 선에서 나타나는 각을 말한다. 환자를 손바닥이 앞을 향하는 해부학적 자세로 서게 한다. 이때 환자의 팔꿈치는 펴지고 아래팔은 뒤침된다. 이때 환자의 팔꿈치에서 형성된 각도가 어떤지 확인한다.

결과 해석 남자의 경우 정상 각도가 5° 이고 여자의 경우 정상 각도가 10~15° (Levangie and Norkin 2001)이다. 운반각이 정상보다 심하게 크거나 작을 때 팔꿈치 골절을 의심해 볼 수도 있다. 비정상적인 운반각은 상지로 무게를 들어 올리는 개개인의 능력에 영향을 끼칠 수 있다(예를 들면, 팔굽혀 펴기를 할 때).

9 단계 팔 (Arms)

후면 자세를 평가하는 동안 아래팔의 안정성을 검사할 때 오른쪽과 왼쪽을 비교하면서 팔과 손근육의 두께나 형태를 관찰한다. 상지의 위치에 주목해 상지가 몸에 근접해서 위치하는지 아니면 이완된 자세에서는 몸에서 많이 떨어져 있는지 확인한다.

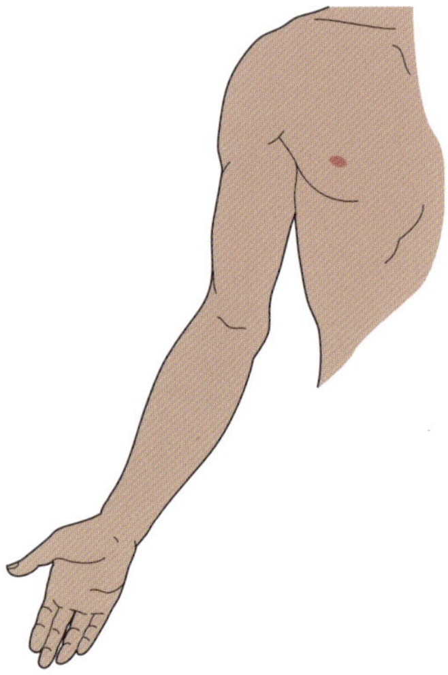

결과 해석 근육의 두께가 두껍다면 그 팔을 많이 사용했다는 것을 의미하고 근육의 두께가 줄어들었거나 위축되어 있다면 사용하지 않았다는 것을 의미한다. 일반적으로 팔꿈치, 손목, 손, 어깨를 고정한 환자들에서 쉽게 관찰된다. 팔의 벌림이 증가되었다면 46쪽 후면자세평가 단계 14 상지를 참고한다. 환자의 팔이 몸 가까이 위치하고 있거나 몸을 가로질러 위치하고 있다면, 상지를 보호하기 위해서이다.

10 단계 손과 손목 (Hands and Wrists)

환자의 손과 손목의 문제를 평가할 때 손을 자세히 관찰하는 것은 매우 중요하다. 대개 환자가 앉아있는 상태에서 손과 손목을 자세히 관찰하는 것이 좋다. 그리고 환자가 서있을 때는 붓거나 멍이 들어있거나 변색된 것 같은 비정상적인 변화들을 확인할 수 있다. 뿐만 아니라 손가락 위치, 엄지손가락의 변화에 주목하고 엄지두덩(무지, thenar), 새끼두덩(소지, hypothenar eminence)의 근육에서 변화가 있는지 확인해야 한다. 손목 관절이 제 위치에 있는지도 확인한다.

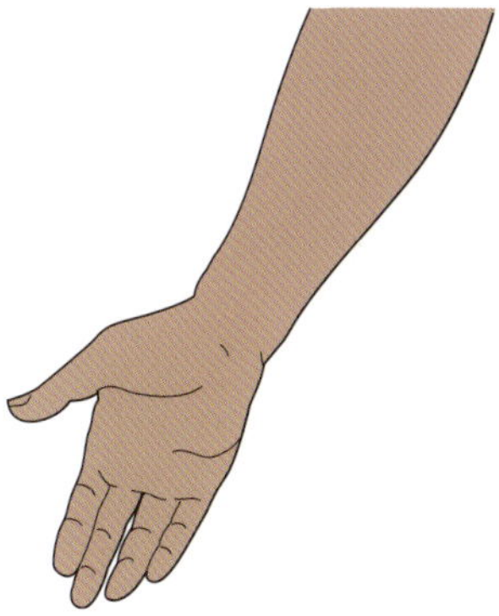

결과 해석 많은 요소들은 손, 손가락, 손목의 특징에 영향을 끼친다. 예를 들면, 류마티스 관절염 같은 상태는 손가락에 염증, 부종, 기형을 유발하고 뚜렷이 나타나는 근위축은 신경손상 때문에 나타난다. 변색은 사지에 혈액순환이 충분히 되지 않는다는 것을 의미하고, 당뇨병의 경우 일반적으로 잘 나타난다.

11 단계 복부 (Abdomen)

배꼽을 관찰한다. 흉골은 두덩결합을 잇는 중앙선에 위치하는지 확인한다. 옆 사진을 보고 분명한 수술자국을 확인할 수 있는지 체크해본다.

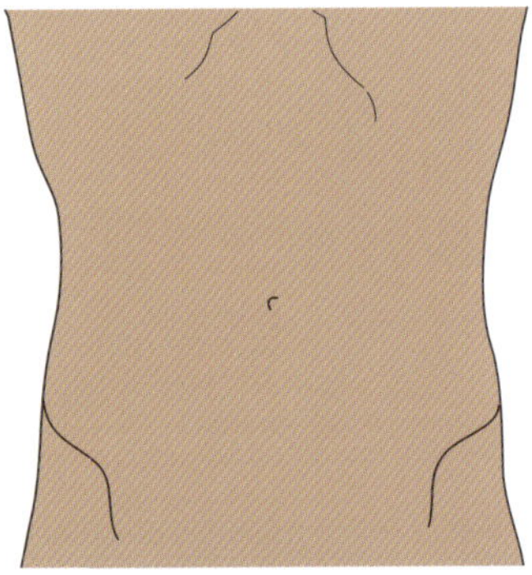

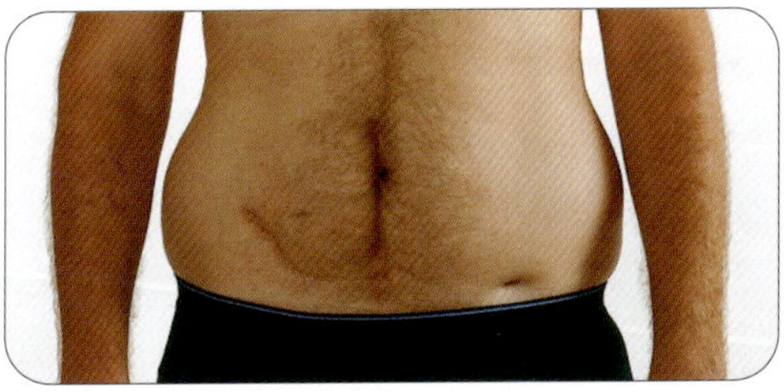

결과 해석 배꼽의 위치는 가슴과 골반의 돌림에 따라 영향을 받는다. 일부 치료사들은 오른쪽으로 배꼽이 이동되었다면 왼쪽 엉덩허리근(장요근, iliopsoas muscle)이 짧아져 있음을 의미하고, 왼쪽으로 배꼽이 이동되었다면 오른쪽 엉덩허리근이 짧아져 있음을 의미한다고 말한다. 그러나 자세평가에 각 단계마다 원인이 되는 요소를 여러 각도로 생각하는 것은 중요하다.

1 단계 외측 골반 (Lateral Pelvis)

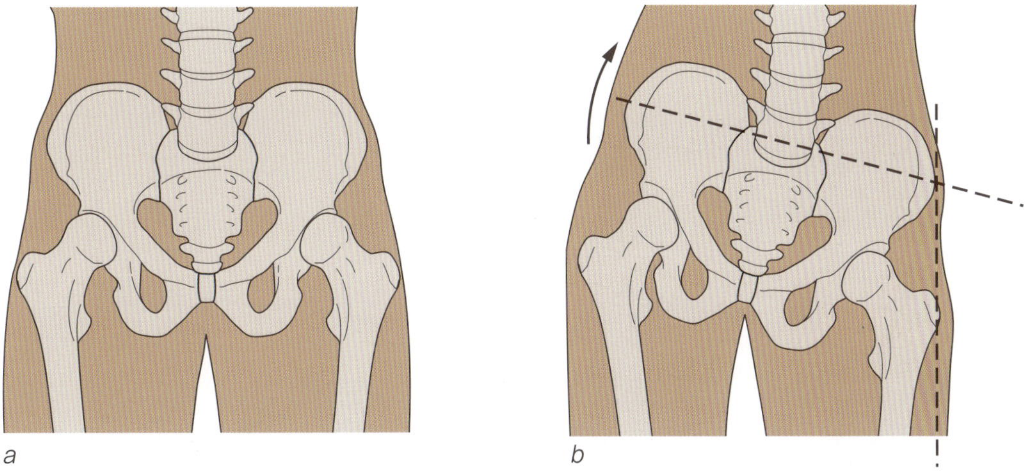

골반의 ASIS의 위치를 확인한다. 골반이 가쪽 경사(lateral tilt)되어 있으면 한 쪽의 ASIS가 다른 쪽 보다 아래에 위치하게 된다. 그림에서 *(a)*는 정상 골반을 나타내고, *(b)*는 오른쪽으로 엉덩이가 올라가 있는 것을 확인할 수 있다.

결과 해석 후면 자세평가의 하지 부분에서 단계 2(골반 가장자리, pelvic rim)에서 배운 것처럼 골반의 가쪽 경사는 허리뼈에서 가쪽 만곡과 관련 있다. 환자의 오른쪽 엉덩이가 올라가 있고 ASIS의 높이가 왼쪽보다 높으면, 오른쪽 허리네모근은 왼쪽보다 짧아져 있다. 오른쪽 모음근들은 짧아져 있어 오른쪽 엉덩관절이 모음되어 있다. 반면 왼쪽 엉덩이는 왼쪽 중간볼기근에서 단축이 나타나 벌림이 나타난다.

2 단계 골반 돌림 (Rotated Pelvis)

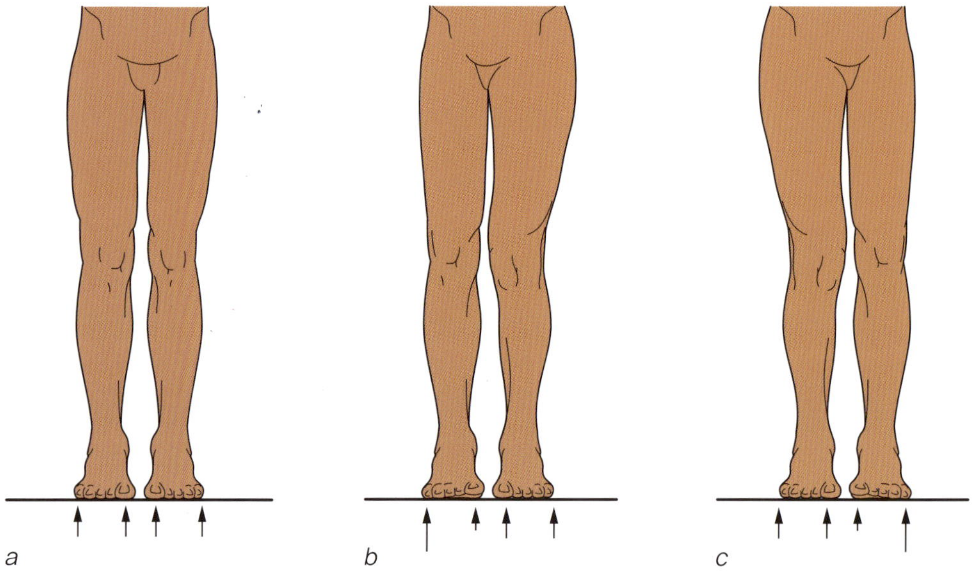

후면 자세평가에서 골반이 돌림되었는지를 평가하는 방법을 배웠다. 이 단계에서도 같다.

a : 양쪽 ASIS 정렬이 바른 정상골반이다. 무릎이 앞을 향하고 발의 외측 내측 압력의 분포가 똑같다.

b : 전체적으로 골반이 오른쪽으로 돌림되어 있다. 무릎은 앞을 향하지 않고 오른쪽 발의 바깥쪽 발바닥압력이 증가한다.

c : 전체적으로 골반이 왼쪽으로 돌림되어 있다. 무릎은 앞을 향하지 않고 왼쪽 발의 바깥쪽에 발바닥압력이 증가한다.

결과 해석 돌림된 골반은 표 5.1에서 볼 수 있는 것처럼 발과 무릎에 영향을 끼친다. 돌림된 골반은 가슴우리에 영향을 끼친다. 3장 55쪽을 참조한다.

표 5.1 골반돌림과 발과의 관계

왼쪽으로 골반이 돌림된 경우	
왼쪽 발	오른쪽 발
■ 뒤침 증가 ■ 발의 외측으로 발바닥 압력이 증가하고 내측은 발바닥 압력이 감소됨. 이런 결과는 발의 안쪽번짐의 증가로 이어짐.	■ 엎침 증가 ■ 발의 외측, 내측 발바닥 압력 비슷.
오른쪽으로 골반이 돌림된 경우	
왼쪽 발	오른쪽 발
■ 엎침 증가 ■ 발의 외측, 내측 발바닥압력 비슷.	■ 뒤침 증가 ■ 발의 외측으로 발바닥압력이 증가하고 내측은 발바닥 압력이 감소됨. 이런 결과는 발의 엎침의 증가로 이어짐.

힌트 골반 돌림은 발을 왼쪽, 오른쪽으로 돌림시켜 쉽게 테스트할 수 있다. 바닥과 발바닥이 접하는 부분에서 일어나는 것들을 관찰한다.

지금까지 골반에서 일어날 수 있는 일들에 대해 배웠다. 이 사진을 보고 이 사람의 왼쪽 골반이 더 높은지 확인할 수 있는지 확인해 본다.

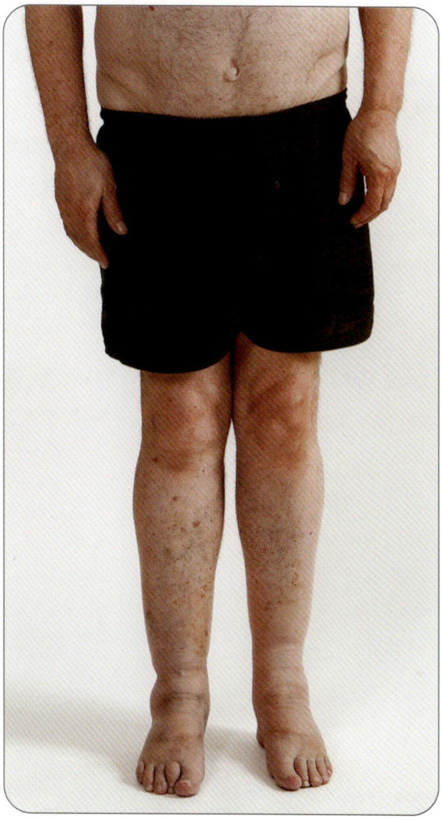

3 단계 서기 (Stance)

환자가 양쪽에 똑같이 체중을 주고 서 있는지 아니면 한쪽으로만 체중을 주고 서 있는지, 자연스럽게 양쪽 다리로 서 있는지, 지지면을 넓게 해서 서있는지 확인한다.

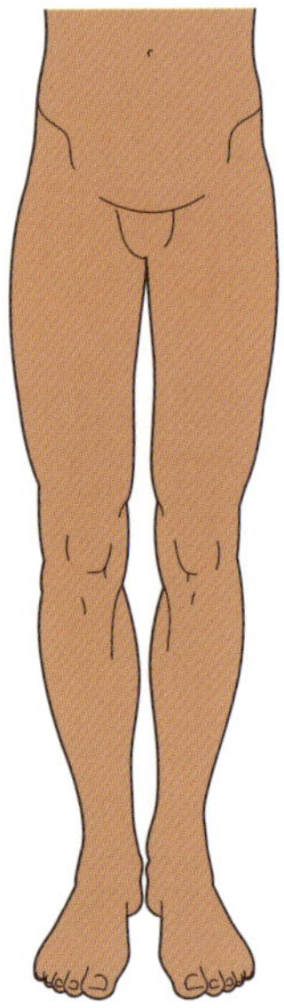

결과 해석 지지면을 넓게 해서 서 있는 사람들이 있다. 이 사람들은 균형을 유지하기 어렵다고 느끼거나 상대적으로 엉덩관절 벌림근보다 모음근이 약해서 그럴 수 있으므로 확인해 본다.

힌트 환자가 지지면을 넓게 한 채 서 있다면 환자는 안전하게 서 있는 것이다. 발목의 안쪽 복사뼈를 최대한 가까이 양쪽 발을 모으고 서 있으라고 한다. 이때 환자가 어떻게 느끼는지 물어본다. 엉덩관절 모음근이 약한 환자들은 이런 자세가 불편할 것이고 불안정한 자세라고 느낄 것이다. 다리를 모으고 서 있어 보면서 그 느낌을 가져본다. 이 자세를 유지하기 위해 모음근들이 수축하고 있다는 것을 알아야 한다.

4 단계　근육 크기 (Muscle Bulk)

오른쪽과 왼쪽 허벅지 근육의 긴장도와 크기를 비교한다. 넙다리네갈래근 양쪽이 똑같은지 확인한다.

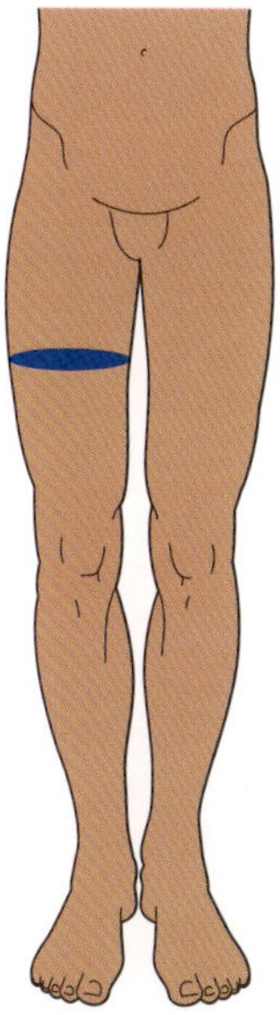

결과 해석 근육 크기를 관찰할 때 다른 스텝에서처럼 근육 크기가 증가되어 있다면 많이 사용하거나 그쪽 다리로 체중지지 한다는 것을 의미하고, 근육위축(건강한 사람에서)이 있다면 사용하지 않았다는 것을 의미한다. 하지 근육에서 위축은 일반적으로 하지 고정이나 장기간 침상생활을 한 경우 생기게 된다.

5 단계 안굽이 무릎, 밖굽이 무릎 (Genu Valgum and Genu Varum)

이 단계에서는 환자가 최대한 안쪽 복사뼈가 닿도록 발을 모으게 서게 한 후 무릎을 본다. *(a)* 안굽이 무릎인지 *(b)* 밖굽이 무릎인지 확인한다.

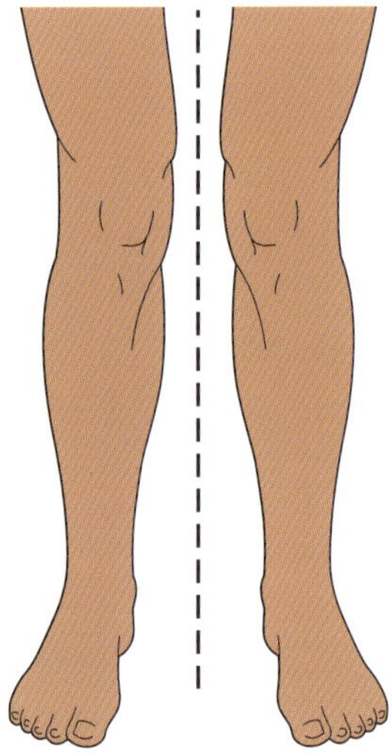

a

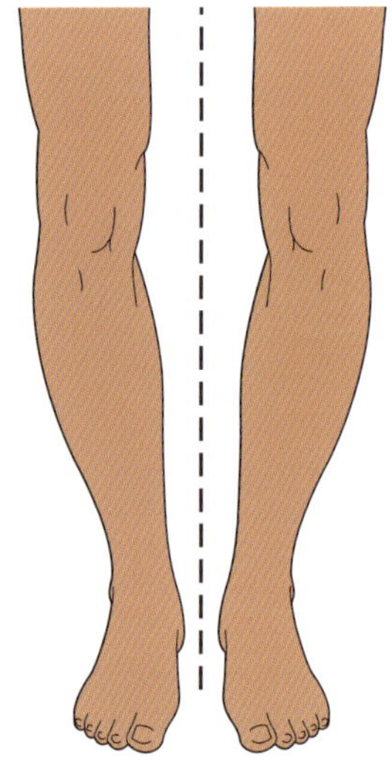

b

결과 해석 밖굽이 무릎과 안굽이 무릎은 양쪽 무릎관절과 주변 근육에 영향을 끼친다. 골관절의 변화, 반달연골(반월판, meniscus)의 퇴행은 무릎 한쪽에 압축력(compressive force)이 쉽게 전달되고 다른 한 쪽은 연부조직의 과스트레칭이 나타난다. 안굽이 무릎에서 무릎관절의 바깥쪽 압력의 증가는 무릎의 퇴행성 변화를 나타낼 수 있다. 반면 밖굽이 무릎은 무릎관절의 안쪽 압력이 증가한다. 구조적으로 밖굽이 무릎은 넙다리 외측 근육(엉덩정강근막띠(장경인대, iliotibial band), 넙다리두갈래근(넙다리이두근, biceps femoris))은 넙다리 내측 근육(두덩정강근(박근, gracilis), 반막모양근(반막양근, semimembranosus), 반힘줄근(반건양근, semitendinosus))들 보다 상대적으로 짧다. 반면 안굽이 무릎은 넙다리 내측 근육(두덩정강근, 반막모양근, 반힘줄근)이 넙다리 외측 근육(엉덩정강근막띠, 넙다리두갈래근)들보다 상대적으로 짧다. 표 5.2는 이러한 내용들을 요약한 것이다.

표 5.2 안굽이 무릎과 밖굽이 무릎의 무릎관절과 주변 연부조직의 변화

	안굽이 무릎 (genu valgum, knock knees)	밖굽이 무릎 (genu varum, bow legs)
무릎관절의 변화	바깥쪽 압력 증가	안쪽 압력 증가
길어진 근육	두덩정강근 반막모양근 반힘줄근	엉덩정강근막띠 넙다리두갈래근
짧아진 근육	엉덩정강근막띠 넙다리두갈래근	두덩정강근 반막모양근 반힘줄근

6 단계 무릎뼈 위치 (Patellar Position)

무릎뼈는 정강뼈 거친면(정강뼈 조면, tibial tuberosity)에 놓여져 있다. 이 뼈는 제 위치에 있는지 확인하는 것이 중요하다. 이 그림에서 우리는 오른쪽 다리에서 무릎뼈의 *(a)* 가쪽 전위 *(b)* 안쪽 전위 되었는지 확인한다. 뿐만 아니라 앉아 있을 때 제 위치에 있는지, 무릎관절 가까이 붙어 기울어져 있는지 압박되어 기울어져 있는지 확인한다.

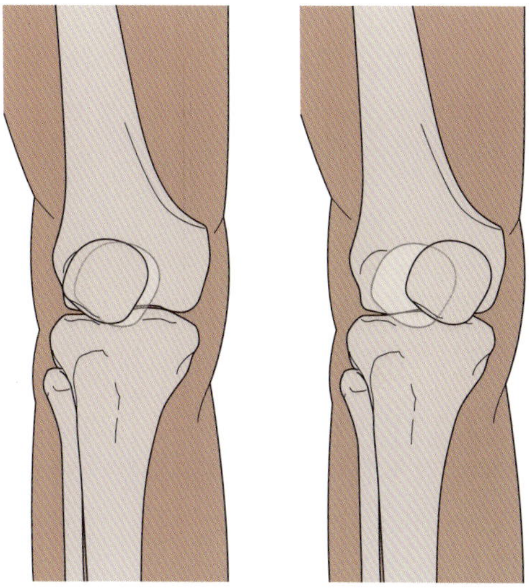

a *b*

결과 해석 무릎뼈는 넙다리네갈래근 뿐 아니라, 다른 구조물들과 연결된 근막 안에 위치하고 있기 때문에 근육과 근막의 긴장도 증가는 무릎뼈 위치에 영향을 줄 수 있다. 예를 들면, 무릎 외측 지지띠(retinaculum)와 장경인대의 긴장도가 증가하면 무릎뼈의 가쪽 전위(lateral maltracking)가 나타날 수 있고, 안쪽넓은근(내측광근, vastus medialis)의 긴장도가 증가하면 내측 전위가 나타날 수 있다.

무릎관절과 무릎뼈에 밀착된 경우는 무릎을 과폄한 채로 서 있는 사람에서 관찰된다. 나머지 경우는 측면 평가에서 하체 3단계 (84쪽)에서 확인할 수 있다. 장기간 무릎을 펴고 있거나 오금쪽을 막대기로 찌르거나 강한 힘에 의해 무리가 가해지게 되면, 무릎뼈 경사가 나타나 무릎 앞쪽의 통증이 나타날 수 있다.

7 단계 무릎에서 돌림 (Rotation at the Knee)

무릎뼈는 정강넙다리관절 앞쪽 바르게 위치해야 한다. 이것은 환자가 바로 서 있을 때 볼 수 있다. 무릎뼈는 약간 바깥쪽으로 있거나 관절 위에 위치하고 있다. 그러나 넙다리뼈, 정강뼈 또는 둘 다 돌림되면 무릎뼈는 앞으로 향하고 있지 않다.

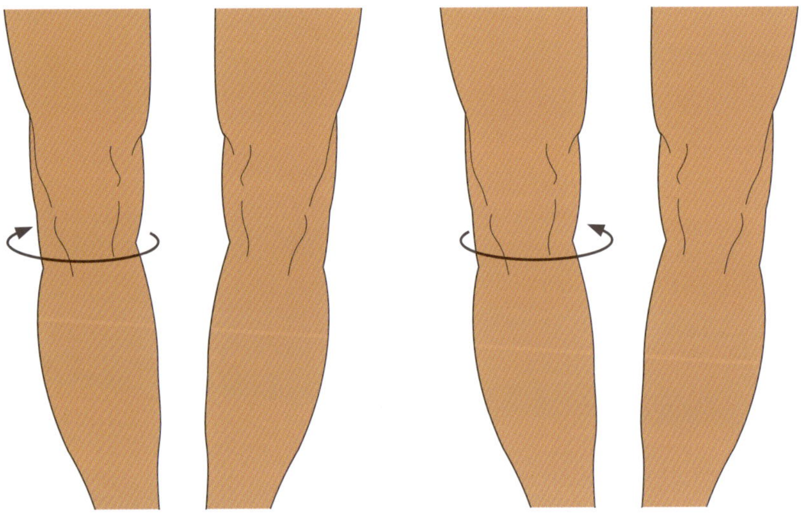

a 바깥쪽 돌림 *b* 안쪽 돌림

힌트 무릎을 평가하는 재미있는 방법은 무릎뼈가 차의 헤드라이트라고 생각하면 된다. 헤드라이트 불빛이 어떤 방향으로 비추는지 어떤 방향으로 불빛이 땅 쪽을 비추는지 생각해 본다.

결과 해석 무릎뼈가 바깥쪽으로 돌림 되었다는 것은 외측으로 넙다리뼈가 돌림되었거나, 외측 정강뼈 비틀림(torsion) 되었거나 둘 다인 경우다. 안쪽으로 무릎뼈가 돌림되었다는 것은 내측으로 넙다리뼈가 돌림되었거나, 내측 정강뼈 비틀림 되었거나 둘 다인 경우다. 무릎을 과폄한 채 서 있는 사람들은 넙다리뼈에 무릎뼈가 압박되어 있고, 무릎뼈는 정면으로 위치하기보다는 아래로 비스듬히 기울어져 있다. 결과적으로 무릎에 있는 헤드라이트가 앞보다는 바닥으로 비추고 있다.

자세평가와 더불어 진단을 확진할 수 있는 테스트를 수행해야 한다. 정강뼈 비틀림을 평가하기 위한 아주 간단한 테스트는 정강뼈 거친면의 위치를 확인하는 것이다. 이것은 정강뼈 앞쪽 중앙선에 위치한다. 하지만 뼈가 비틀림 된 방향으로 변화될 수 있다.

그림 *a*를 보고 왼쪽 무릎이 밖굽이 무릎인지 오른쪽 왼쪽 똑같이 체중 지지하고 서있는 것으로 보이는지 확인해 본다. 그림 *b*에서 무릎이 안쪽으로 돌림되어 있는지 확인해 본다 (역시 이 사람에서 안쪽넓은근의 윤곽을 확인한다). 그림 *b*에서 정강뼈, 발, 발목이 모두 바르게 앞을 향하고 있다. 넙다리뼈가 안쪽으로 돌림되어 있을 수 있다. 그림 *c*에서 오른쪽 무릎의 위치를 살펴보면 무릎 뿐 아니라, 오른쪽 하지 전체가 바깥쪽으로 돌림되어 있는 것을 확인할 수 있다. 무릎뼈가 빛을 비추는 헤드라이트라고 생각하고 그림 *a*, *b*, *c*를 비교해 본다.

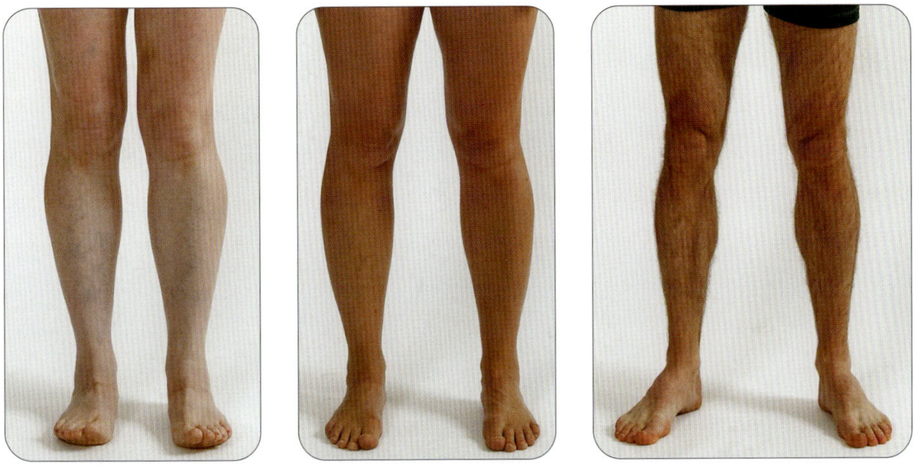

a *b* *c*

8 단계 Q 각도 (The Q Angle)

*Q각도*는 골반, 다리, 발 사이 관계를 설명한다. Q각도는 넙다리곧은근과 무릎힘줄 사이 각도를 측정한다. 무릎에서 일어나는 일부 문제를 예측할 수 있고 예방치료에 필요하기 때문에 유용하다. 환자의 Q각도를 결정하기 위해 환자가 서 있는 상태에서 다음과 같이 체크한다 :

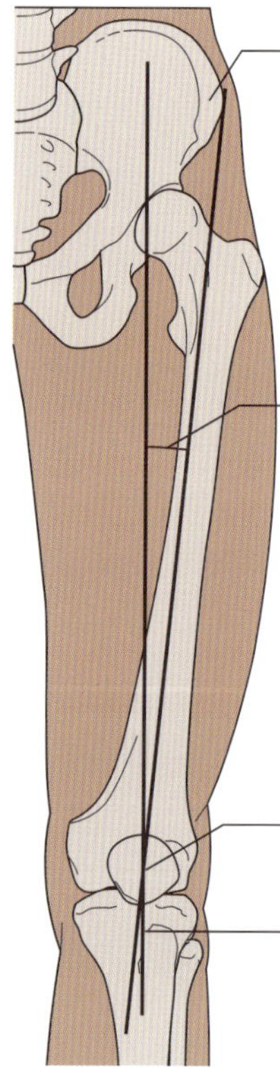

1. 무릎뼈의 중간점을 확인한다.
2. 이점에서 넙다리뼈 위를 지나 ASIS까지 잇는 장축의 선을 긋는다.
3. 정강뼈 거친면을 확인한다.
4. 정강뼈 거친면에서 무릎뼈의 중간점을 잇는 선을 그린다. 무릎뼈 위까지 선을 그린다. 이때 만들어지는 각도가 Q각도이다.

이 두 선 사이 각도가 Q각도이다. 약 15~20° 정도이다. 그러나 성별에 따라 다르고 조금씩 개인차가 나타난다.

환자가 누워있는 자세에서 측정하는 것 보다 서 있는 자세에서 측정하는 것이 더 정확하게 Q각도를 할 수 있다. 왜냐하면 서 있을 때 무릎뼈가 정상적으로 체중부하 스트레스 상태에 놓이기 때문이다.

결과 해석 여자가 남자보다 골반이 넓기 때문에 Q각도가 더 크다. Q각도가 정상보다 크면 무릎을 사용하는 반복적인 운동 시 무릎뼈에 스트레스가 크게 가해질 것이다. 이것은 무릎뼈의 전위를 이끌어 넙다리뼈 고랑(femoral groove)에서 자연스러운 활주(glide)를 유도하지 못할 것이다. 결과적으로 미세외상이 나타날 수 있다. 시간이 경과되면 미세 외상은 무릎넙다리연골의 악화 같은 심각한 병리적 상태를 유발할 수 있다.

발에서 엎침이 증가된 환자들은 정강뼈의 안쪽돌림의 결과로 비정상적인 Q각도가 나타난다. 정강뼈의 안쪽돌림 상태가 지속되면 생체역학적 변화로 무릎관절에 증가된 스트레스가 나타난다. 이것은 더 심각한 무릎 문제를 유발할 수 있다. 그러나 중요한 것은 비정상적인 Q각도가 반드시 무릎에 문제가 있다는 것을 의미하는 것은 아니다.

9 단계 정강뼈 (Tibia)

다리를 보면서 정강뼈 거친면을 비교해 본다. 정강뼈 비틀림이 있는지 확인할 수 있다. 대개 정강뼈는 발의 위치 때문에 약간 바깥쪽으로 돌림 되어 있다. 정강뼈의 뼈 모양, 휜 정도를 확인한다.

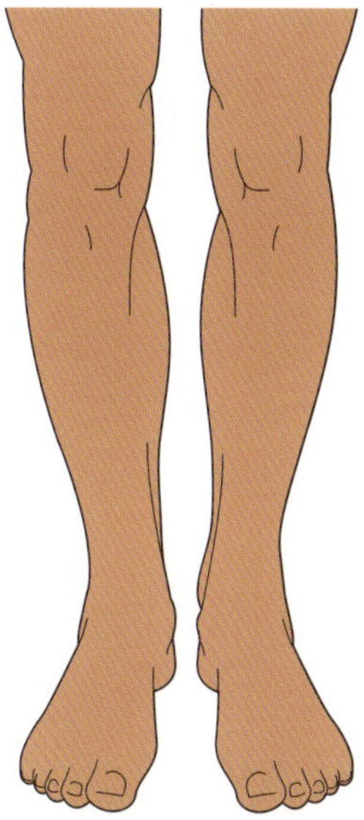

결과 해석 정강뼈가 구부러진 것은 골연화증(osteomalacia)이 있거나 뼈의 오목면(concave side)에 압박이 증가되었다는 것을 의미한다. 토 아웃(toe out)을 유발하는 외측 정강뼈 비틀림은 발꿈치 안쪽번짐(내번, inversion)과 발의 내측 세로발바닥활(종족궁, longitudinal arch of foot)과 함께 발의 뒤침를 증가시킨다. 내측 정강뼈 비틀림은 발가락이 안쪽을 향하는 toe in (안짱다리; pigeon-toe)이 된다. 세로발바닥활은 감소하고 발꿈치는 가쪽번짐(외번, eversion)된다. 표 5.3은 다음 정보를 요약한 것이다.

표 5.3 정강뼈 비틀림과 발과의 관계

	외측 정강뼈 비틀림 (lateral tibial torsion)	내측 정강뼈 비틀림 (medial tibial torsion)
전체적인 발 위치	토 아웃(toe-out)	토 인(toe-in)
발 변화	발 뒤침 증가 발꿈치 안쪽번짐 내측 세로발바닥활 증가	발의 엎침 증가 발꿈치 가쪽번짐 내측 세로발바닥활 감소

10 단계 발목 (Ankles)

발목을 관찰할 때 내측 외측 복사뼈가 각각 제 위치에 있는지 확인하고 부종이 있는지 변색이 있는지 확인한다. 내번과 외번이 관찰되는지 확인한다. 즉, 환자의 발 안쪽에 구르기(rolling)가 나타나는지 바깥쪽으로 구르기가 나타나는지, 발 바깥쪽에 압력이 큰지, 발의 안쪽과 바닥사이에 증가된 공간이 있는지 확인한다.

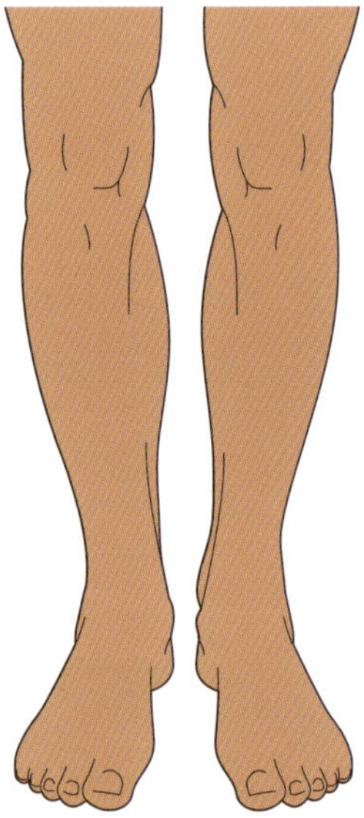

결과 해석 64쪽 후면자세평가 단계 12(복사뼈) 복사뼈 위치 변화에 관해 서술한 부분을 참고한다.

이 사진에서 나타난 환자의 발목은 어린 시절 근골격계 손상이 얼마나 우리 삶에 영향을 끼치는지 보여준다. 이 환자는 74세 여성으로 젊었을 때 왼쪽 발목이 심하게 골절되었었다.

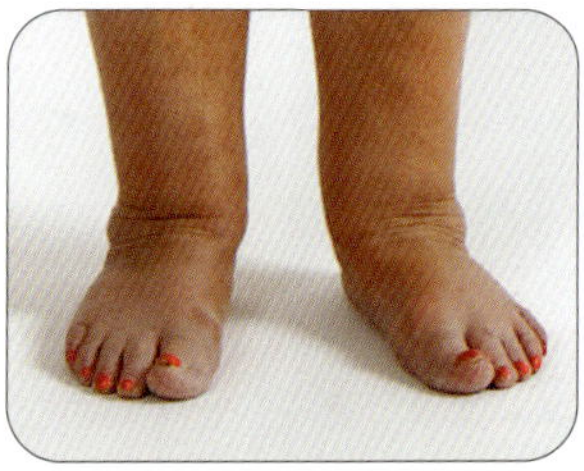

11 단계 발 위치 (Foot Position)

환자의 발이 어떻게 위치하고 있는지 확인한다. 정상적으로 발은 가상의 수직선으로부터 똑같은 각도로 같은 거리만큼 위치하고 있다.

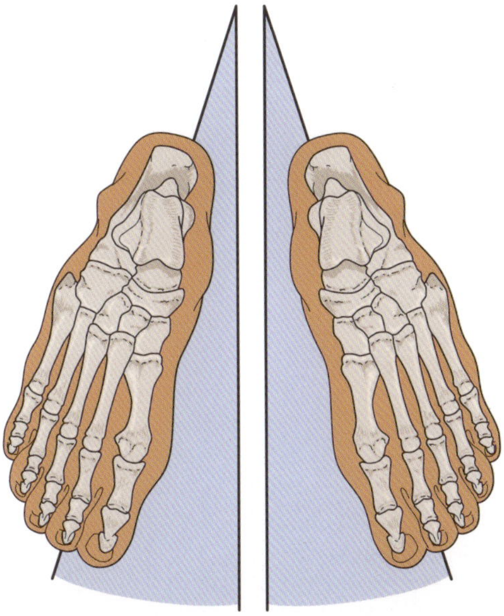

결과 해석 발레 무용수처럼 서 있을 때 발의 위치 즉, 토 아웃 자세는 엉덩관절 바깥돌림이나 가쪽 정강뼈 비틀림 또는 둘 다인 경우로 나타나게 된다. 엉덩관절 바깥돌림은 엉덩정강근막띠를 따라 큰볼기근, 중간볼기근의 뒤섬유(posterior fiber)가 짧아져 있다는 것을 의미한다. 발을 안쪽으로 모으고 서 있는(안짱다리) 사람들은 엉덩관절 안쪽돌림 근육들이 짧아졌거나 내측 정강뼈 비틀림 또는 둘 다인 경우로 나타나게 된다. 표 5.4에 정보를 요약했다.

표 5.4 발의 토 아웃(toe-out)과 토 인(toe-in)자세에서 관련된 변화

	토 아웃(toe-out) 자세	토 인(toe-in) 자세
엉덩관절 변화	바깥돌림	안쪽돌림
정강뼈 변화	외측 정강뼈 비틀림	내측 정강뼈 비틀림
단축된 근육	넙다리뼈 바깥돌림근, 엉덩정강근막띠	넙다리뼈 안쪽돌림근

12 단계 평발과 오목발 (Pes Planus and Pes Cavus)

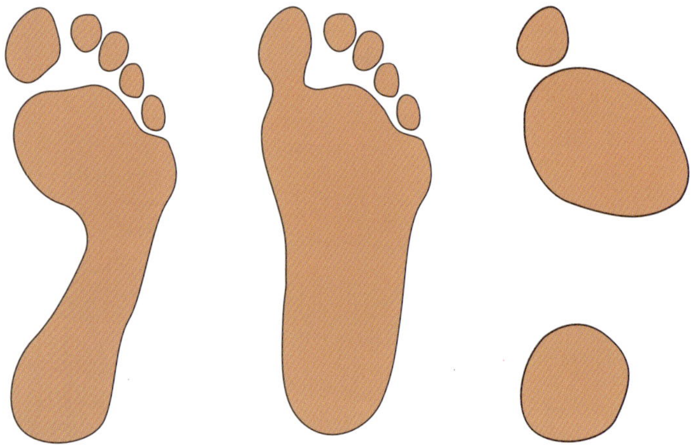

a b c

체중은 각각의 발의 안쪽과 바깥쪽으로 분포한다. 정상적인 발 *(a)* 평발 *(b)* 오목발(비어있는 발, 높은 활 arch) *(c)*. 평발인 발 안쪽이 바닥에 완전히 닿고 전체적으로 틈이 없다. 오목발인 경우 바닥과 발 안쪽 사이 공간이 정상 발인 경우 보다 훨씬 크다.

힌트 스포츠 신발을 파는 사람들은 고객들이 서 있거나 뛸 때 그들의 체중을 어떻게 분배하고 있는지 알아보기 위해 압력판(pressure plate)을 사용한다. 서 있을 때 체중 지지하는 정도를 알아보기 위한 간편한 방법은 발자국을 확인하는 것이다. 이 방법은 자세평가를 위해 일부 사용하는 방법이며 집에서 가족, 친구와 함께 손쉽게 할 수 있다.

결과 해석 평발은 내재적(intrinsic) 발바닥 근육이 약해져서 생기고 발바닥 활이 무너져 관련된 인대들이 과긴장 된다. 목말뼈의 엎침이 나타나고 때때로 발꿈치뼈가 안쪽으로 과하게 미끄럼 운동(glide)되기도 한다. 시간이 지나면 평발은 발바닥 긴 근육들이 과하게 스트레치 되어 다리와 발 통증이 생기게 된다. 오목발은 정상보다 세로발바닥활이 높고 발꿈치뼈에서는 뒤침이 나타나지만, 발꿈치뼈를 제외한 부분에서는 엎침이 나타난다. 기억해야 할 것은 몸통의 돌림은 발목과 발의 자세에 영향을 끼친다. 표 5.5에서 이러한 내용을 요약하였다.

표 5.5 평발과 오목발과 관련된 변화들

	평발 (Pes planus, 평편한 발)	오목발 (Pes cavus, 높은 활)
발바닥활(plantar arch)	발바닥활의 감소	정상보다 높은 발바닥활
발뼈의 위치 변화	목말뼈가 발뒤꿈치 안쪽으로 미끄럼운동이 나타남	발꿈치뼈에서 뒤침가 나타나지만, 나머지 부분에서는 엎침이 나타남
연부조직의 변화	발바닥 근육의 약화; 발바닥의 긴 근육들의 과스트레칭; 발바닥근막과 인대의 과스트레칭	내재적 발근육과 발바닥근막의 짧아짐
몸통 돌림과 관계	왼쪽으로 몸통 돌림이 있으면 오른쪽 발에서 엎침이 증가; 오른쪽으로 몸통 돌림이 일어나면 왼쪽 발에서 엎침이 증가	왼쪽으로 몸통 돌림이 일어나면 왼쪽 발의 뒤침이 증가하고 왼쪽발의 바깥쪽 압력이 증가; 오른쪽으로 몸통 돌림이 일어나면 오른쪽 발의 뒤침이 증가하고 오른발의 외측 압력이 증가

13 단계 그 외 관찰 (Other Observations)

이 부분에서는 전면에서 관찰하고 기록하지 않은 것들을 적어야 한다. 관절 주변이 부었는지, 피부색 변색이 있는지, 흉터가 있는지 유심히 살펴야 한다. 옆 사진에서 환자의 오른쪽 앞정강근 힘줄의 긴장이 증가되어 있는지 확인한다. 이 사진을 찍을 때 자세의 흔들림(postural sway)이 있었고, 오른쪽과 왼쪽 다리에서 건의 긴장도가 차이가 있었다.

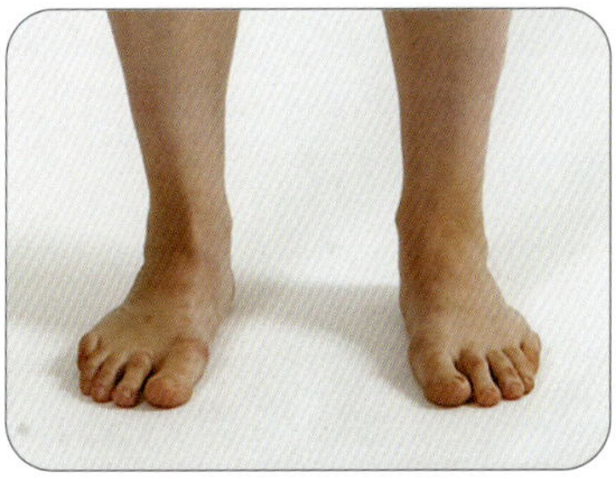

전반적인 관찰 : 체형 (An Overall View: Body Shape)

평가 마지막은 뒤로 물러서 환자의 전체적인 형태를 관찰해야 한다. 사람들은 고유한 체구를 가지고 있고 이것을 우리는 체형(somatotype)이라 한다. 내배엽성 체형 *(a)* 외배엽성 체형 *(b)* 그리고 중배엽성 체형 3가지 형태의 체형이 있다. 일반적으로 다부지고 큰 뼈를 가진 내배엽성 체형은 큰 체구를 가지고 있으며 다른 두 체형 보다 체지방이 많다. 반면 외배엽성 체형은 세 가지 타입 중 가장 마르고 두드러진 뼈가 특징이고 체지방이 적다. 일반적으로 깡마르거나 키가 크다. 중배엽성 체형은 근육질이고 일반적으로 운동선수 같은 체격을 가지고 있다.

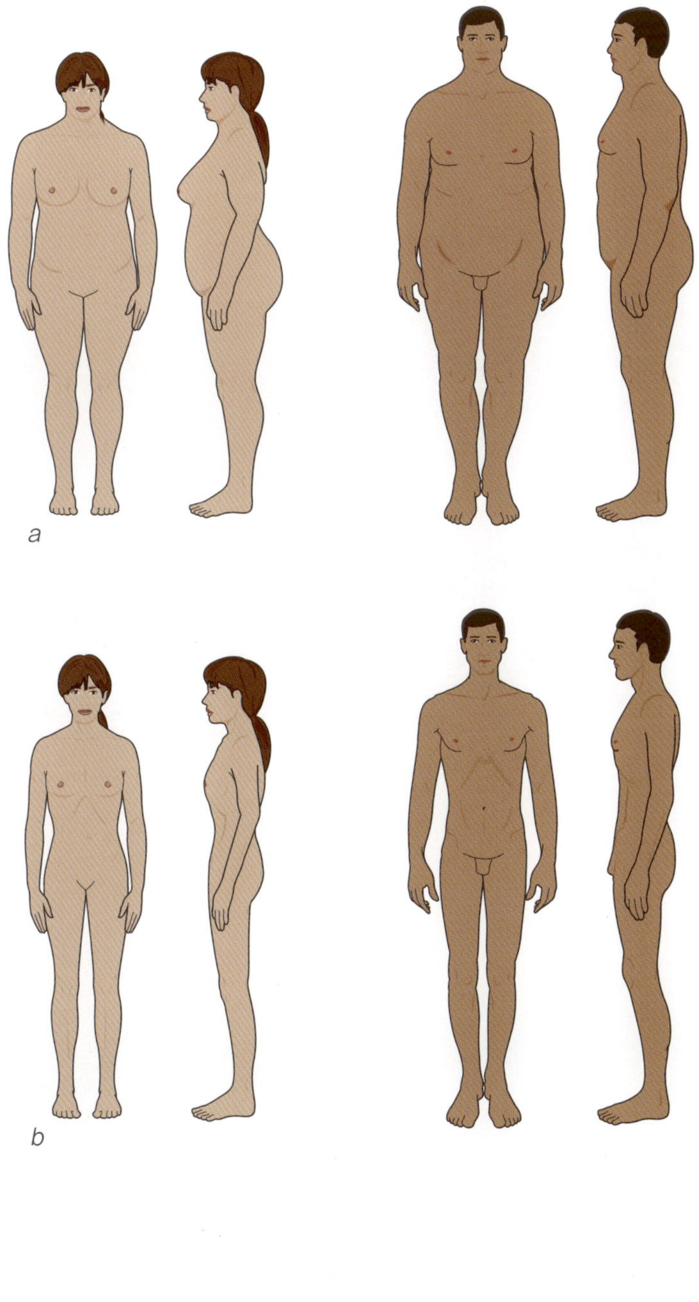

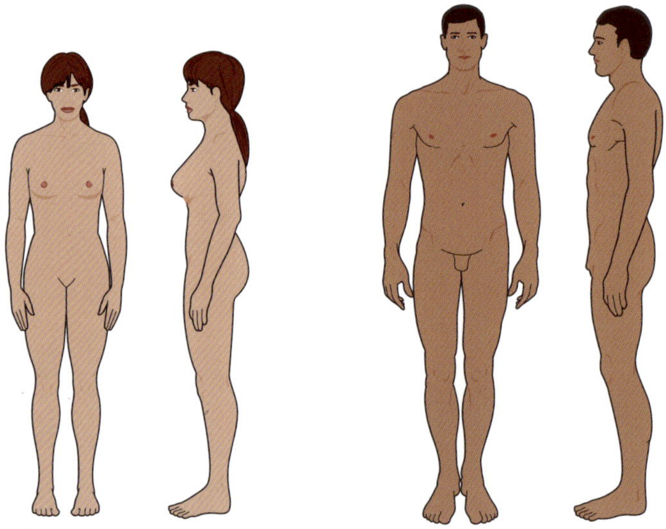

C

결과 해석 크고 뚱뚱한 사람이 마라톤을 뛰는 경우도 보았을 것이고 유난히 강해보이는 마른 사람도 보았을 것이다. 어떤 체구는 다른 활동 보다 신체적 활동에 더 적합하다. 이러한 정보는 일부 환자에서 손상가능성이 높다는 것을 설명한다. 예를 들면, 마른 몸과 긴 뼈를 가지고 있는 외배엽성 체형은 무거운 무게를 들어 올리는 것을 어려워한다. 사지의 긴 팔과 다리는 관절과 인대에 손상을 줄 수 있다. 반면 중배엽성 체형은 크고 다부지다. 이런 체형은 뛰는 것 보다 무게를 들어 올리는 데 더 적합하다. 지나치게 일반화하는 것은 좋지 않지만 이러한 관찰은 때로는 유용할 때가 있다. 예를 들면, 스포츠 활동 참가 시 자주 손상 받는 환자가 있다면 그들의 체형과 스포츠 활동이 일치하지 않는 경우가 있다.

간단한 질문 (Quick Questions)

1. 빗장뼈가 큰 각도로 위쪽을 향하고 있을 때 이것은 어떤 상태를 의미하는가?
2. 팔꿈치관절에서 정상적인 운반각은?
3. 밖굽이 무릎과 안굽이 무릎의 일반적인 이름은?
4. 서 있을 때 약간 외측 정강뼈 비틀림이나 내측 정강뼈 비틀림이 있다면?
5. *내배엽성 체형, 외배엽성 체형, 중배엽성 체형*이 의미하는 것은 무엇인가?

6

앉은 상태에서 자세평가
(Seated Postural Assessment)

이 장은 환자의 앉아 있는 자세에 초점을 맞추었다. 앉은 상태에서 자세 평가가 전체적 자세 평가의 한 부분으로 수행되지 않지만 대개 사람들은 책상에서 업무를 보거나 운전을 하는 등 많은 시간을 앉아서 시간을 보낸다. 예를 들면, 그래서 앉아 있는 자세를 이해하는 것이 중요하다. 이에 관련된 정보는 이 장에서 단계별로 구성 하였다. 그리고 각 단계의 대부분은 후면과 측면 자세 평가에서 이미 했던 것과 관련이 있다. 이 장은 주로 앉아서 일하는 사람들을 평가하는데 도움을 줄 수 있다. 이 장은 환자가 주어진 자세를 지속할 때 관절의 위치가 그것을 지지하는 연부조직에 어떻게 영향을 끼치는지 정보를 제공할 것이다.

이 장에서는 숙련된 인간 공학자들이 다루는 작업 공간 분석에 관한 내용은 포함되지 않았다. 정기적으로 휠체어를 사용하는 사람의 분석을 수행하기 위한 것도 아니다. 휠체어를 사용하는 환자와 같이 일한다면 이 정보가 유용하겠지만, 이 장은 일반인의 평가를 근거로 다양하게 제시되고 있다. 휠체어는 광범위하게 신체적으로 이상이 있는 사람들을 위해 사용될 수 있고 이러한 환자들은 물리치료사들에게 온다. 대개 치료사들은 책상에서 근무하는 직업을 가진 사람들을 치료하기 때문에 이 장은 책상에서 앉아서 근무하는 환자들의 자세를 평가하는데 초점을 두었다.

당신은 환자를 관찰하고 152쪽에 나와 있는 앉은 상태 자세 평가 차트를 사용하고 오직 참고용으로 이 장을 읽을 것이다. 이 장에서는 두 가지 관점(후면과 측면)을 제공한다. 왜냐하면 치료사는 앉아 있는 환자의 앞모습을 관찰하지 않고 환자들이 책상에 앉아 있거나, 환자 앞에 물건들이 있거나, 자동차에 앉아 있을 때 모습을 보기 때문이다.

이 정보의 대부분은 앞장에서 후면과 측면 평가했던 부분과 유사하다. 주의해야 할 것은 초기 앞장에서 후면과 측면 평가 단계 모두가 포함된 것은 아니다. 왜냐하면 환자가 옷을 입고 있기 때문에 뼈 표식(bony landmarks), 피부주름(skin creases), 일부 관절의 위치를 확인할 수 없기 때문이다. 그러나 환자의 앉은 자세가 문제를 유발한다고 생각된다면 환자를 탈의하고, 클리닉에서 의자에 앉은 자세를 평가해야 한다.

환자의 근무환경에서 앉아 있는 모습을 관찰하는 것이 가장 좋다. 그 다음 가장 좋은 것은 환자가 컴퓨터 마우스를 사용하거나 타이핑 치는 모습을 상상하고 해보도록 하는 것이다. 오전에 근무 시작할 때 하는 바른 자세가 아니라 하루의 대부분을 주로 어떻게 앉아 있는지 해보라고 한다. 다음 사진은 환자의 앉아 있는 자세를 나타낸 것으로 *(a)* 일을 시작할 때, *(b)* 모니터를 보는데 집중할 때 *(c)* 근무 시간이 끝날 때 자세이다. 근무 시간이 끝나갈 때 쯤 의자에 등을 기댈 때, 목에서 일어나는 변화들을 확인해야 하는 것에 주목한다.

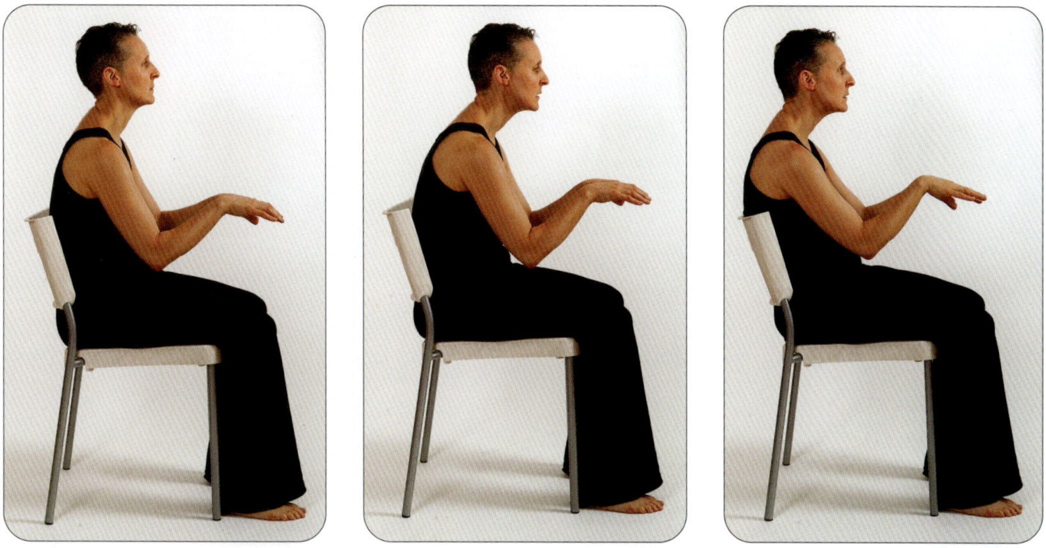

a *b* *c*

치료사가 환자 뒤에 앉아 일한다면 쉽게 관찰할 수 있다.

1 단계　머리와 목 위치 (Head and Neck Position)

머리와 목의 자세를 체크하면서 시작한다. 귓불의 위치를 확인하고 목의 가쪽 굽힘이 있는지 체크한다. 환자의 목이 똑바르게 위치하고 있는지 한쪽으로 약간 기울어져 있는지 얼굴이 한쪽으로 약간 돌림 되어 있는지 즉, 머리가 돌림 되어 있는지 확인한다. 목뼈 근육들을 가까이에서 확인한다. 한쪽 근육의 근 긴장도가 증가되었는지 작업 시 전화 통화를 하는지 만약 그렇다면, 헤드셋을 사용하는지 아니면 귀 아래에 전화기를 대고 통화를 하는지 확인한다.

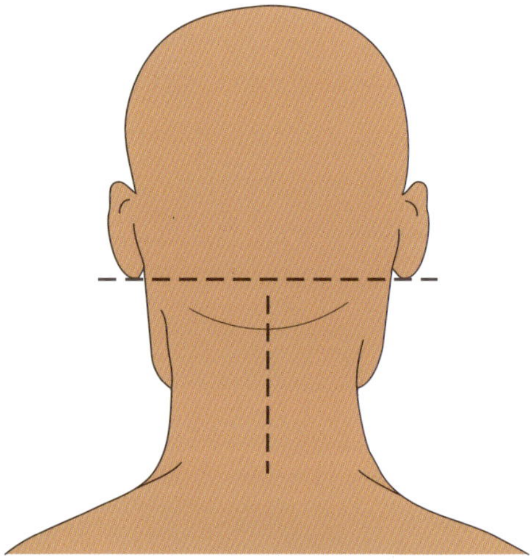

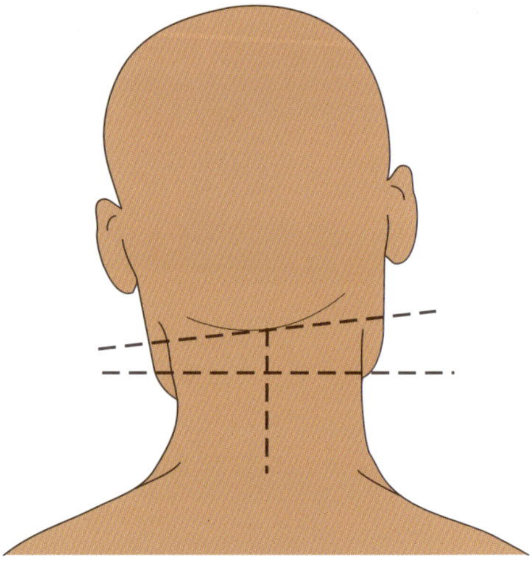

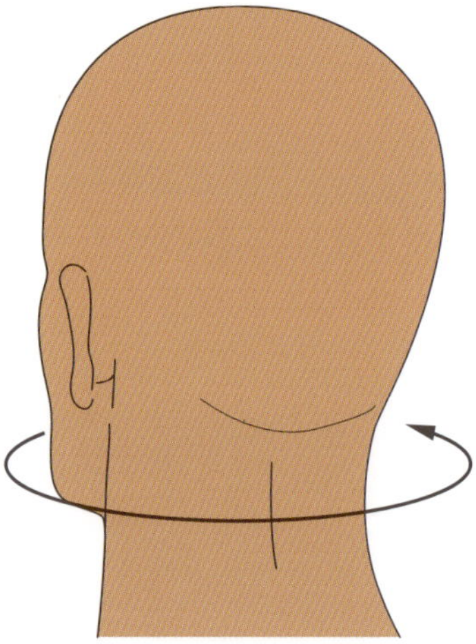

결과 해석 귀 모양이 반듯하지 않다면 환자의 머리가 한쪽으로 기울어 졌다는 것이고 울퉁불퉁한 귀 쪽으로 목뼈가 측면으로 굽힘되어 있다는 것이다. 목의 가쪽 굽힘은 역시 어깨 통증이 있는 환자들에서도 관찰된다. 통증을 감소시키기 위해 환자들은 종종 어깨 통증이 있는 쪽으로 머리가 굽힘되어 있는 경우가 있다. 목의 가쪽 굽힘은 목이 기울어진 쪽의 근육이 짧아지게 된다. 머리의 돌림은 환자의 근무환경에서 한쪽으로 머리를 돌리는 경우가 잦을 때 발생할 수 있다. 예를 들면, 환자 앞에 키보드가 있고 문서를 읽기 위해 오른쪽으로 머리를 돌리는 자세를 취할 때가 이에 해당된다. 해부학과 생리학이 약한 독자들은 표 6.1이 도움을 줄 것이다.

표 6.1 가쪽 굽힘 또는 돌림 시 단축되는 근육들

	가쪽 굽힘 (lateral flexion)	돌림 (rotation)
오른쪽으로	오른쪽 어깨올림근 오른쪽 목빗근 오른쪽 상부 등세모근	왼쪽 목빗근 오른쪽 목갈비근 오른쪽 어깨올림근
왼쪽으로	왼쪽 어깨올림근 왼쪽 목빗근 왼쪽 상부 등세모근	오른쪽 목빗근 왼쪽 목갈비근 왼쪽 어깨올림근

2 단계 어깨 높이 (Shoulder Height)

다음은 환자의 어깨를 관찰한다. 높이가 같은지 환자의 팔이 어떻게 위치하는지 책상이나 의자에서 팔을 기대고 있는지 특별한 팔 지지대를 사용하는지 키보드 위에 팔이 위치하는지 확인한다. 운전을 하는 환자라면 운전 중에 양 팔이 운전대 위에 위치하는지 한쪽 우세 손으로만 운전대를 잡는지 창턱에 팔을 올려놓는지 핸들 위에 팔을 놓는지 확인하고 질문한다. 이러한 질문들로 환자들이 자신이 몸을 바르게 사용하지 않는다고 생각하게 만들 수도 있지만, 이런 환자의 자세를 아는 것이 더 중요하다.

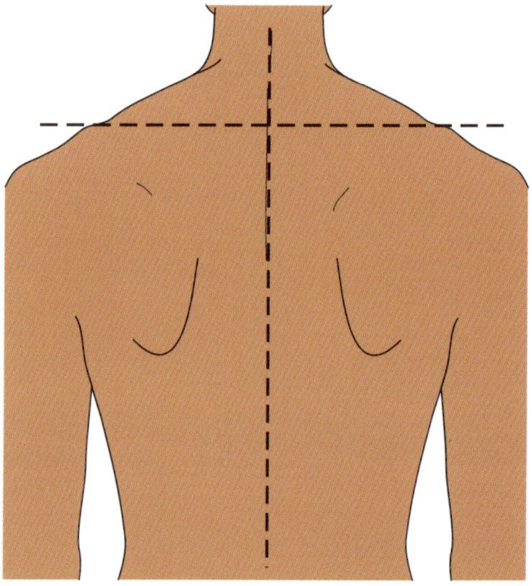

결과 해석 일부 어깨 근육은 목에 부착되어 있기 때문에 어깨를 올리는 것은 머리와 목 자세와 밀접하게 관련 있다. 머리가 옆으로 기울어져 있는 사람들은 기울어진 쪽으로 어깨가 올라가 있다. 39쪽 단계 8 어깨뼈의 아래각 평가에서 어깨뼈가 올라가 있으면 어깨뼈의 아래각이 반대편 어깨뼈의 아래각의 위치 보다 높다는 것을 알 수 있다고 하였다. 하지만 이런 상태는 환자가 옷을 입고 있기 때문에 관찰이 어려워 촉진하는 것이 좋다.

자동차 창틀에 팔을 기대거나 의자에 팔을 기대는 사람들은 한쪽 어깨 올림근들(shoulder elevators)이 짧아지게 된다. 반대편 팔 근육들은 등척성 상태로 유지되고 있기 때문에 오히려 가만히 있을 때보다 어깨 통증이 있을 수 있다. 어깨 통증이 있는 환자들은 통증이 있는 쪽으로 목을 옆으로 구부리고 통증으로부터 몸을 보호하기 위해 어깨 통증이 있는 쪽 몸통 근육들은 짧아진다. 목 통증이 있는 환자들은 무의식적으로 통증을 감소시키기 위해 한쪽 또는 양쪽 어깨를 올린다. 이러한 사실들은 자세평가하기 전 병력(history)을 알아야하는 필요성을 설명한 한 예이다.

3 단계 가슴 (Thorax)

환자의 작업환경이 전면을 보게 되어 있는지 아니면 측면으로 위치되어 있는지 확인한다. 환자의 의자와 엉덩이 위치를 확인한다. 엉덩이는 앞쪽으로 위치하고 가슴은 다른 방향으로 위치하고 있는지 확인한다.

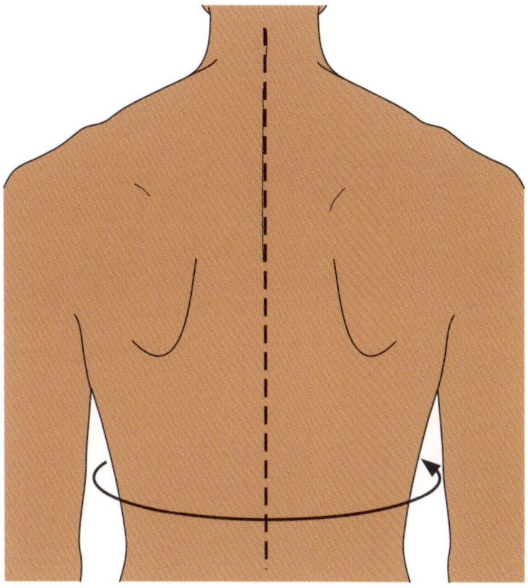

결과 해석 작업환경이 측면 방향으로 위치하고 있다면 환자는 작업환경 쪽으로 가슴을 돌리는 것이 필요하다. 골반 돌림이 미치는 효과에 관하여 표 3.2(44쪽)에 서술되어 있다.

4 단계 엉덩이와 넙다리 자세 (Hip and Thigh Position)

환자가 의자에 앉아 있지 않으면 치료사는 환자 뒤에 앉아서 환자의 엉덩이와 넙다리 자세를 확인하기 어렵다. 치료사는 서서 환자가 어떻게 앉아 있는지 관찰해야 한다. 발과 발목을 가까이 붙이고 넙다리를 붙이고 앉을 수 있는지, 앉아 있을 때 넙다리가 벌어져 있는지 자주 다리를 꼬고 앉아 있는지 확인한다.

결과 해석 다리를 벌리고 장기간 앉아 있는 사람들은 큰볼기근이 약해지고 길어지고, 중간볼기근이 짧아진다. 많은 사람들은 앉아 있을 때 허리쪽 척추의 불편감을 완화하기 위해 다리를 꼬고 앉는다. 사람들이 늘 같은 자세(예로, 왼쪽 다리를 오른쪽 위에 올려 놓는 등)로 앉는다면 이러한 자세는 연부조직 변화, 기능부전을 이끌 수 있다.

5 단계 발 위치 (Foot Position)

이 부분에서 마지막 단계는 환자의 발 위치를 확인하는 것이다. 환자는 바닥에 발을 대고 있는지, 높은 힐을 신고 있는지, 까치발을 들고 있는지, 사진에서 보는 것처럼 의자 다리에 발을 감싸고 있는지, 다리를 꼬고 앉아 있는지 확인한다.

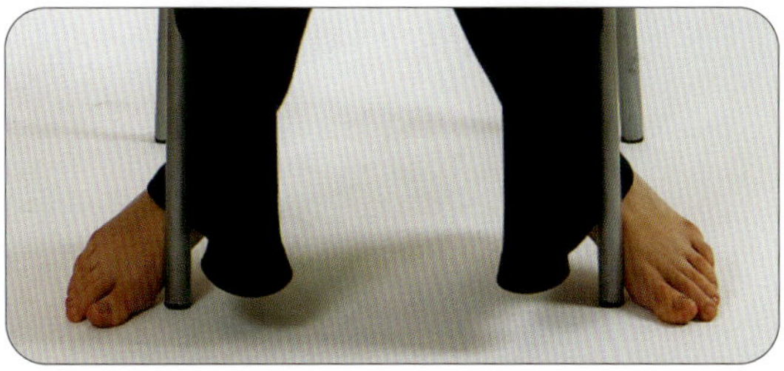

결과 해석 하이힐을 신고 있다면 발목과 발의 발바닥굽힘근들이 짧아져 있다. 의자다리를 발과 발목으로 감싼 채 앉아 있는 사람들은 즉, 발이 가쪽번짐된 사람들은 종아리뼈 근육들이 짧아져 있는 경우가 있다. 이 자세로 계속 앉아 있으면 엉덩관절이 안쪽돌림 된다는 것을 기억해야 한다. 이러한 변화는 자세 변화를 가져올 수 있다.

치료사는 자세를 바꿔 환자의 측면에서 환자의 자세를 관찰할 수 있도록 앉는다.

1 단계 머리와 목 위치 (Head and Neck Position)

환자의 머리가 몸에 비해 상대적인 위치에 있는지 확인한다. 머리는 가슴(흉곽, thorax)위에 위치하고 있는지 아니면 앞으로 위치하고 있는지 확인한다. 목뼈는 어떻게 보이는지 정상적인 만곡을 가지고 있는지 편평한지, 척주앞굽음증이 증가되어 있는지 확인한다. 만약 이런 상태를 확인했다면 목가슴 이음부(cervicothoracic junction)가 어떻게 보이는지 C7이 보통보다 더 튀어나왔는지 확인한다.

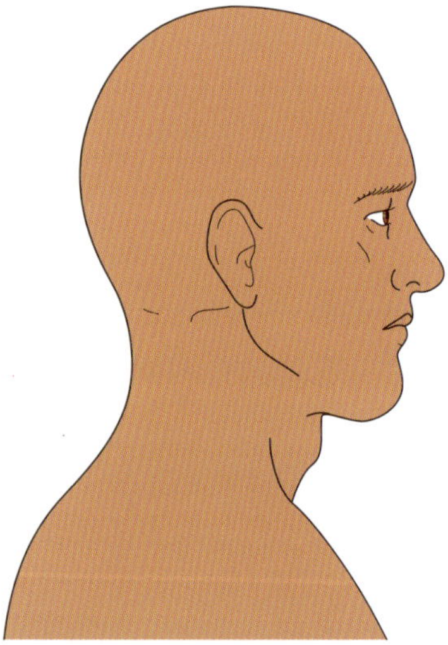

결과 해석 머리가 흉곽위에 바르게 위치되어 있지 않으면 머리, 가슴, 팔에 영향을 준다. 지속되는 목뼈 굽힘은 목갈비근의 긴장을 증가시키고 목 폄근은 길어지고 약해지는 결과를 나타낸다. 이 근육들에 압박(strain)이 증가되면, 목뿐만 아니라 어깨와 상부등(upper back)에 통증이 나타난다.

반대로, 척주앞굽음증이 과하게 되면 목뼈 폄근은 짧아지고 약해지고 목뼈 굽힘근들은 길어지고 약해진다. 이런 자세는 목 디스크(cervical intervertebral discs)의 후방측 압박이 증가된다. 후관절 역시 압박된다. 머리가 거북목(forward head posture)이고 신경학적 증상이 있는 환자를 본적이 있을 것이다. 이러한 자세가 신경근을 압박해 증상이 나타날 수 있음을 설명할 수 있어야 한다.

이 거북목 자세는 등뼈의 과도한 척추뒤굽음증과 연관된다. 그래서 가슴안 공간이 줄어든다.

2 단계 가슴 (Thorax)

습관적으로 가만히 앉아 있는 자세는 정상적인 등뼈의 커브보다 더 증가하게 된다. 등뼈 곡선의 증가는 보상으로 목이나 허리의 척주 앞굽음증이 나타나거나, 아니면 둘 다 나타나는 등의 보상적 움직임이 나타난다.

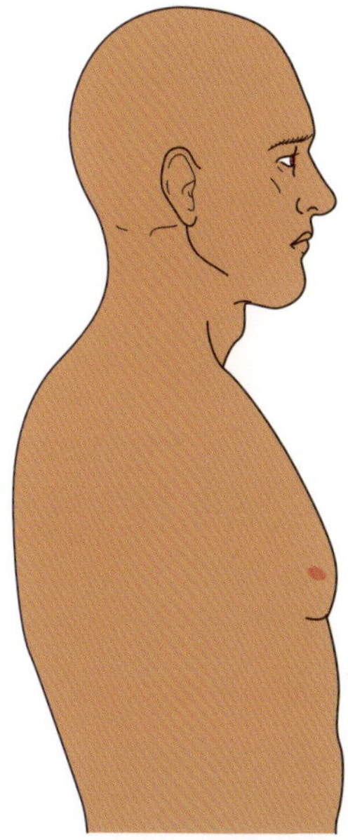

결과 해석 심한 척추뒤굽음증은 앞쪽 가슴근육들이 짧아지고 처진 흉강 때문에 얕은 숨을 쉬게 된다. 때때로 새우등(slumps forwards)인 사람들은 상복부(upper abdominals)가 짧아지고 몸통에서 척추뒤굽음증이 생긴다. 목뼈에서 앞굽음증이 있다면 목뼈 굽힘근들과 등뼈 폄근, 중간, 하부 등세모근, 마름근(어깨뼈의 내밈, scapulae protraction)들이 약해진다. 어깨 모음근들과 안쪽돌림근들 역시 위팔뼈의 안쪽돌림할 때 짧아진다. 놀랄 일이 아닌 것이 척추뒤굽음증 자세를 가진 환자들에게서 목과 어깨 통증이 나타나는 것은 일반적으로 근육의 불균형으로 인해 생기게 된다.

3 단계 어깨 위치 (Shoulder Position)

다음 단계는 어깨를 관찰한다. 환자는 옷을 입고 서 있는 있기 때문에 이런 상태로 측면 평가할 때는 많은 정보를 얻을 수 없지만, 최소한 머리와 목을 기준으로 어깨의 상대적 위치를 알 수 있다. 어깨가 굽어져 있는 사람들에게서 척추뒤굽음증이 있는지를 확인한다. 가슴을 펴고 바르게 앉아 있고, 마치 군복을 입은 것처럼 어깨가 뒤쪽으로 위치하고 있는지 확인한다. 운전하는 중이라면 운전대를 잡고 있을 때 어깨가 굽어 있는지 확인한다.

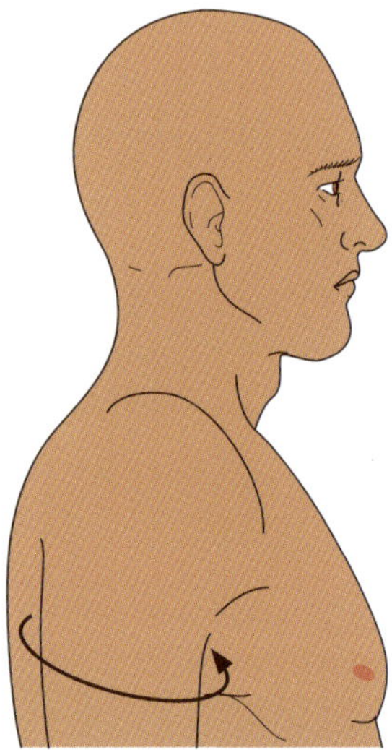

결과 해석 새우등(slumped position) 자세는 책상에 앉아 있을 때 어깨가 앞으로 내밀어져 있고 위팔 어깨관절 뿐 아니라 목과 가슴에 영향을 끼친다. 때문에 목뼈 만곡 증가는 이런 자세와 관련있고 환자의 목 폄근들은 약해지거나 짧아진다.

흉부에서 내밈 어깨(protracted shoulder) 상태는 마름근이 길어지고 약해지고, 큰가슴근과 작은가슴근은 긴장하고 갈비사이근은 짧아져 있으며 중간, 하부 등세모근은 길어지고 약해진다. 등뼈 폄근 역시 약해진다. 위팔어깨관절에서 위팔뼈의 안쪽돌림은 어깨올림근, 큰가슴근 같은 근육들을 짧아지게 한다. 앞장에서 이러한 자세가 어깨 굽힘 시 통증을 유발하는 충돌증후군을 유발할 수 있다고 서술하였다.

4 단계 허리뼈, 골반, 엉덩관절 (Lumbar Spine, Pelvis and Hips)

어떤 사람들은 다리를 벌리고 앉고 어떤 사람들은 다리를 꼬고 앉는다. 이런 경우 앉은 자세에 엉덩관절은 굽힘 된다. 대개 사람들은 하루를 선 자세에서 시작하고 시간이 지남에 따라 근 피로, 자세변화로 사람들은 점점 척추뒤굽음이 되고 골반이 뒤쪽으로 경사진다. 환자에게 하루 중 얼마나 앉아 있는지 확인한다.

결과 해석 바르게 앉아 있으면 허리뼈는 중립되고 골반은 앞쪽으로 경사진다. 새우등(slump)일 때 허리뼈는 편평해지고 골반은 뒤쪽으로 경사진다. 앉아있을 때 사람들은 다리를 꼬고 앉는데 이러한 상태에서 자세를 바르게 유지하려고 한다면, 골반은 앞쪽으로 경사지고 허리뼈 앞굽음이 증가하게 된다. 다리를 꼬고 앉으면 골반 경사가 감소된다. 오랫동안 앉은 자세를 취하는 대부분의 사람들은 엉덩관절 굽힘근들이 대개 짧아져 있다.

4장 (78쪽과 81쪽)에서 증가된 앞굽음증은 골반의 전방경사를 의미하고 이것은 허리 통증을 야기한다. 이러한 상태는 허리뼈 디스크와 후관절의 뒷부분을 압박하고 허리 척추세움근을 짧아지게 한다. 대부분의 환자들은 하루 동안 이러한 자세를 유지하지는 않는다. 새우등자세(slumped position)는 허리뼈의 정상적 커브가 감소된다. 이런 경우 몸의 앞쪽의 연부조직들이 짧아지고 허리뼈의 뒤쪽 조직들은 늘어나게 된다.

5 단계 무릎 (Knees)

환자가 바닥에 다리를 쭉 뻗고 앉아 있어도 무릎은 항상 구부러져 있다.

결과 해석 구부러진 무릎에서 무릎 굽힘근들은 짧아져 있고 무릎 폄근들은 늘어나 있다.

간단한 질문 (Quick Questions)

1. 근무하는 곳이 출입문을 기준으로 정면을 향하지 않고 오른쪽에 위치하고 있는 환자들은 목의 어떤 근육들이 짧아지고 근긴장이 증가할까?
2. 어떤 사람들한테서 어깨올림근들이 짧아질 수 있을까?
3. 해부학적으로 말할 때 다리를 꼬고 앉은 자세에서 허리뼈와 골반에서는 어떤 움직임이 일어나는가?
4. 둔부근육들 중 어떤 근육이 항상 앉아 있는 자세에서 짧아지는가?
5. 앉은 자세에서 오금근과 무릎관절 뒤쪽 근육들은 어떤 상태가 되는가?

자세평가 차트
(Postural Assessment Charts)

환자를 평가해서 얻은 정보와 코멘트들을 자세평가 차트에 기록한다. 이 차트를 복사해서 환자 기록을 포함해 자유롭게 사용한다. 이러한 차트의 각 단계의 순서는 3, 4, 5, 6장 단계의 순서와 일치한다. 각 단계에서 평가한 것에 대한 더 상세한 정보는 이 장에서 찾는다.

후면 자세평가 차트 (Posterior Postural Assessment Chart)

상체(Upper Body)		
왼쪽(Left Side)		오른쪽(Right Side)
	1 단계 귀 높이(Ear Level) 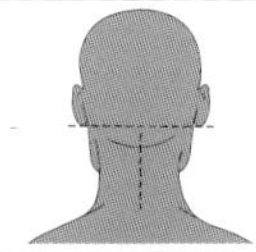	
	2 단계 머리와 목 기울어짐 (Head and Neck Tilt) 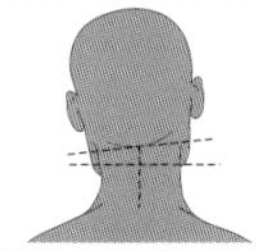	
	3 단계 목뼈 돌림(Cervical Rotation) 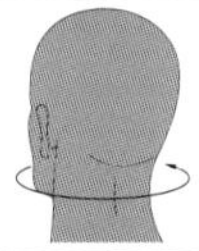	
	4 단계 목뼈 정렬(Cervical Spine Alignment) 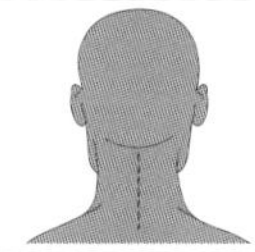	
	5 단계 어깨높이(Shoulder Height) 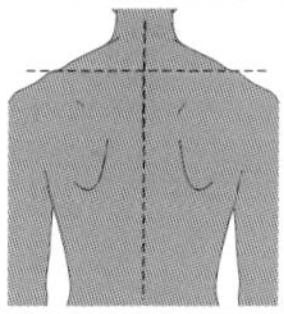	
	6 단계 근육 크기와 긴장도 (Muscle Bulk and Tone) 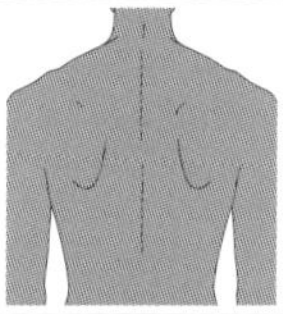	
	7 단계 어깨뼈 모음과 벌림 (Scapular Adduction and Abduction) 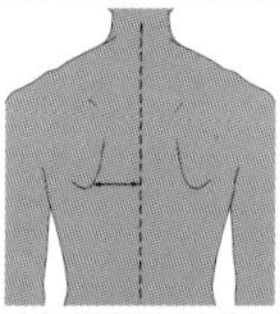	
	8 단계 어깨뼈 아래각(Inferior Angle of the Scapula) 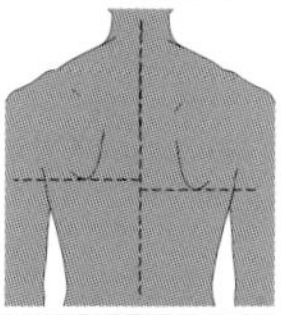	
	9 단계 어깨뼈 돌림(Rotation of the Scapula) 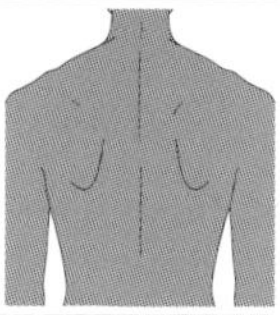	
	10 단계 날개 어깨뼈(Winging of the Scapula) 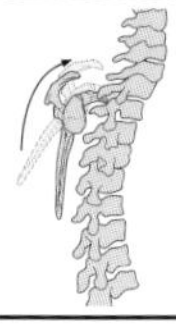	

왼쪽(Left Side)		오른쪽(Right Side)
	11 단계 등뼈(Thoracic Spine) 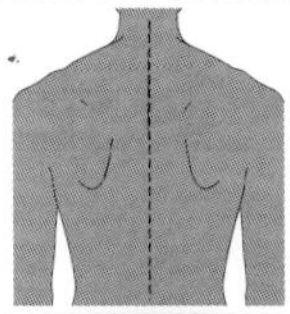	
	12 단계 가슴우리(Thoracic Cage) 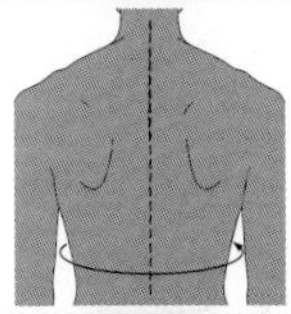	
	13 단계 피부주름 (Skin Creases) 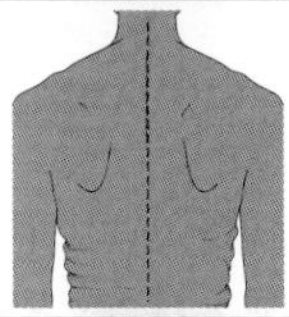	
	14 단계 상지 자세 (Upper Limb Position) 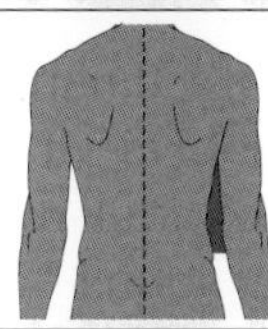	
	15 단계 팔꿈치 위치 (Elbow Position) 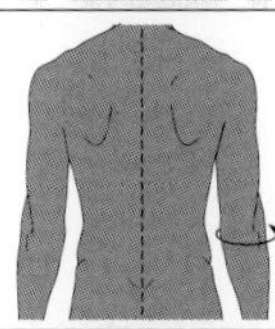	
	16 단계 손 위치 (Hand Position) 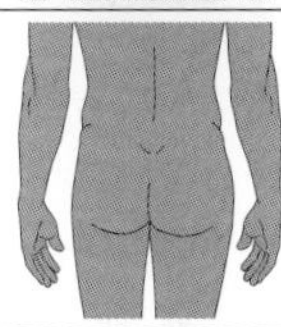	
	17 단계 그 외 관찰 (Other Observations)	

	하체(Lower Body)	
	1 단계 허리뼈(Lumbar Spine) 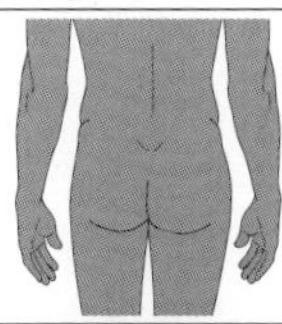	
	2 단계 골반 가장자리 (Pelvic Rim) 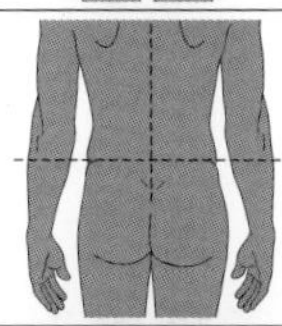	
	3 단계 위뒤엉덩뼈가시 (Posterior Superior Iliac Spine, PSIS) 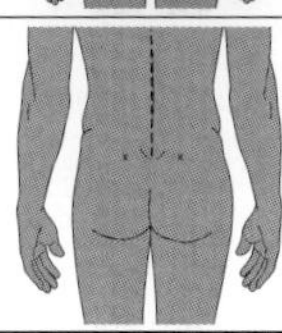	

››› 계속

>>> 계속

하체(Lower Body)		
왼쪽(Left Side)		오른쪽(Right Side)
	4 단계 골반 돌림 (Pelvic Rotation) 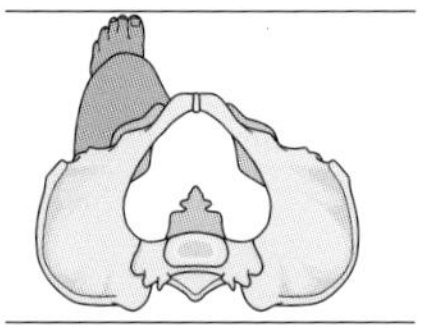	
	5 단계 엉덩이 주름 (Buttock Crease) 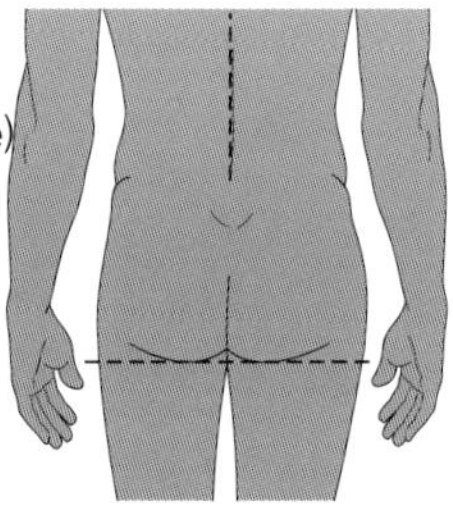	
	6 단계 넙다리 크기 (Thigh Bulk) 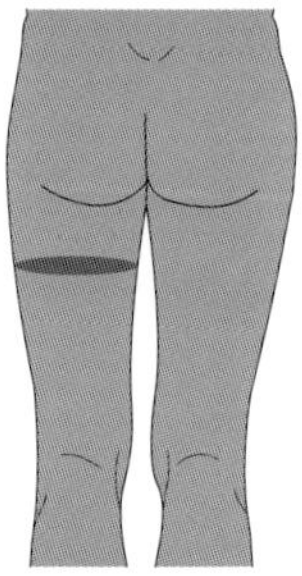	
	7 단계 안굽이 무릎, 밖굽이 무릎 (Genu Varum and Genu Valgum)	
	8 단계 뒤쪽 무릎 (Posterior Knees)	
	9 단계 종아리 크기 (Calf Bulk) 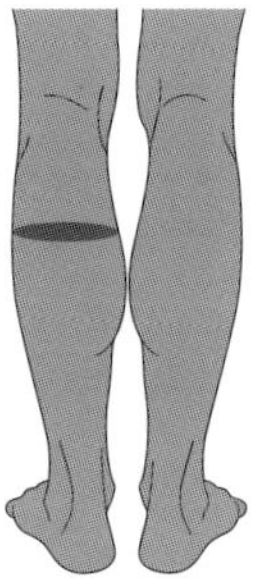	

왼쪽(Left Side)		오른쪽(Right Side)
	10 단계 종아리 중심선 (Calf Midline) 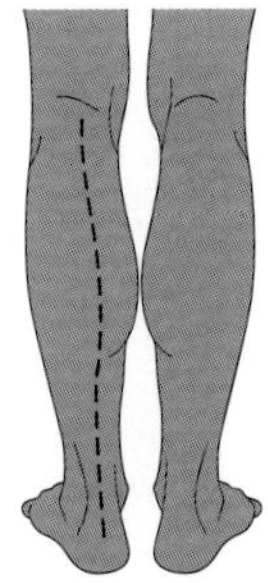	
	11 단계 아킬레스 건 (Ahilles Tendon) 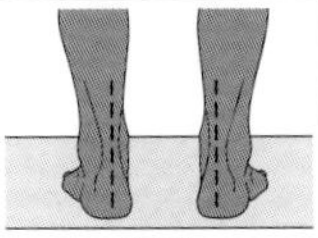 정상	
	12 단계 복사뼈(Malleoli) 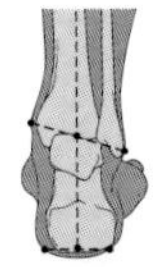	
	13 단계 발 위치 (Foot Position) 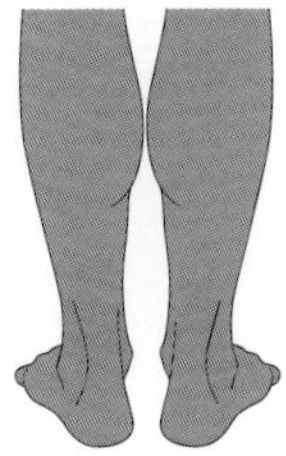	
	14 단계 그 외 관찰 (Other Observations)	

측면 자세평가 차트 (Lateral Postural Assessment Chart)

	상체(Upper Body)	
오른쪽(Right Side)		왼쪽(Left Side)
	1 단계 머리 위치 (Head Position) 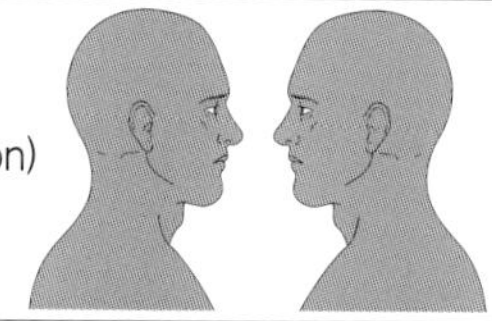	
	2 단계 목뼈 (Cervical Spine) 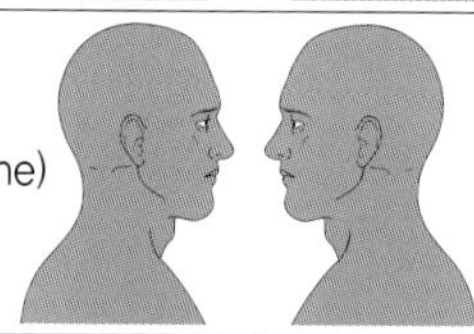	
	3 단계 목등뼈 접합 (Cervicothoracic Junction) 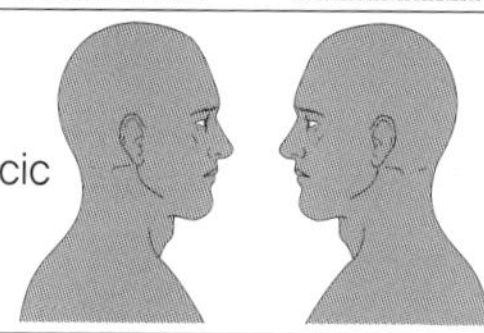	
	4 단계 어깨 자세 (Shoulder Position) 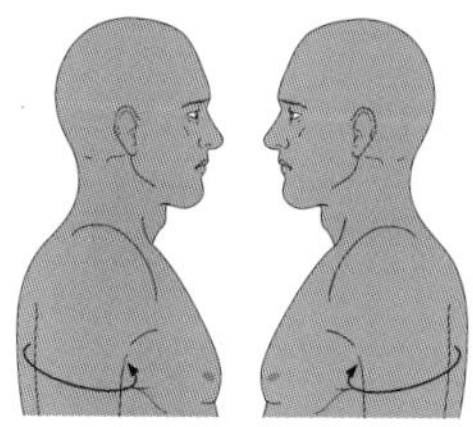	
	5 단계 가슴(Thorax) 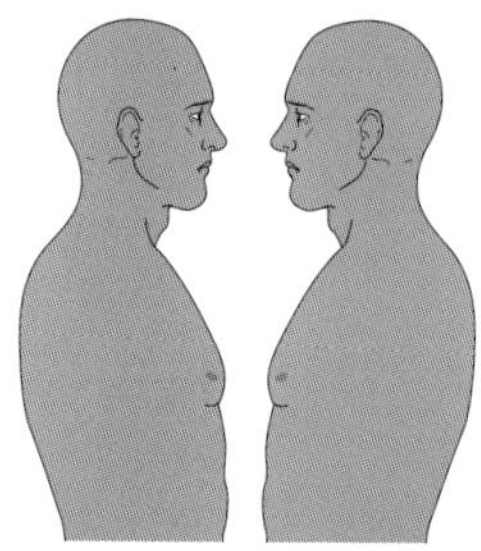	
	6 단계 복부 (Abdomen) 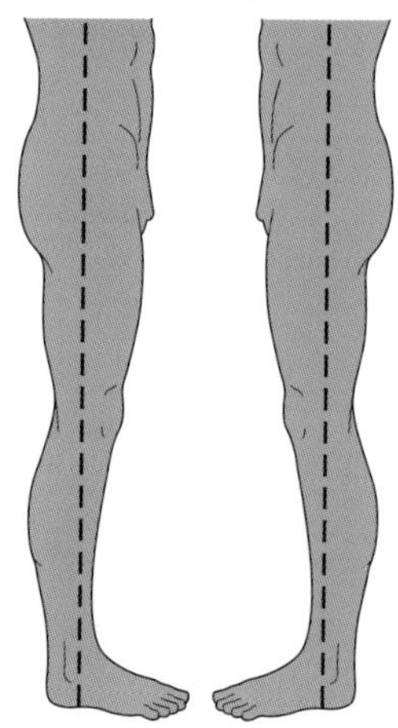	

오른쪽(Right Side)		왼쪽(Left Side)
	7 단계 허리뼈 (Lumbar Spine) 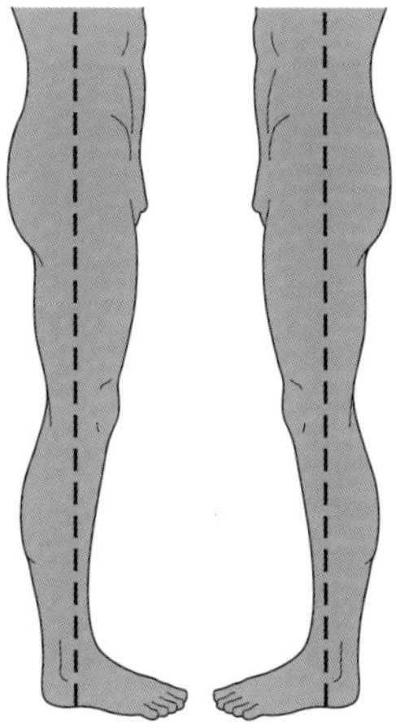	
	8 단계 그 외 관찰(Other Observations)	
	하체(Lower Body)	
	1 단계 골반(Pelvis) 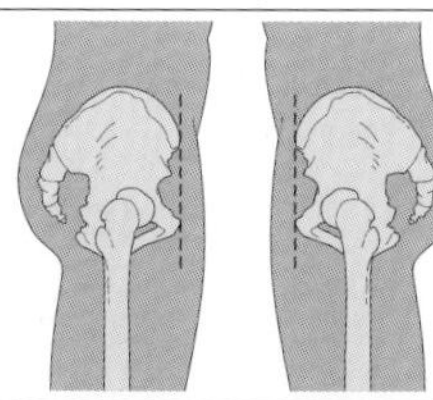	
	2 단계 근육 크기 (Muscle Bulk) 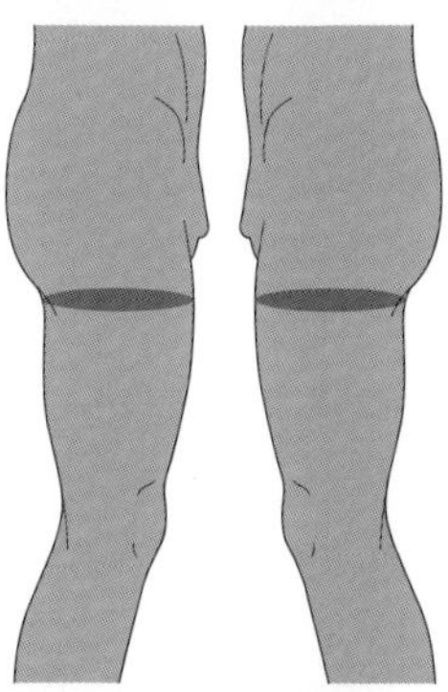	
	3 단계 무릎 (Knees) 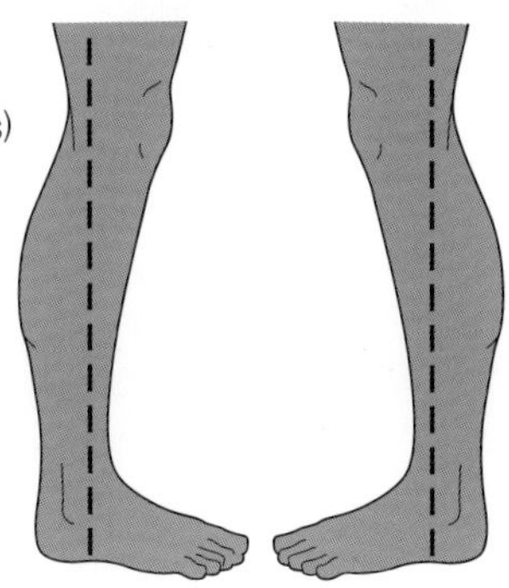	

››› 계속

하체(Lower Body)		
오른쪽(Right Side)		**왼쪽**(Left Side)
	4 단계 발목 (Ankles) 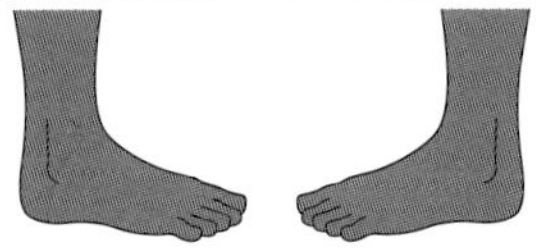	
	5 단계 발(Feet) 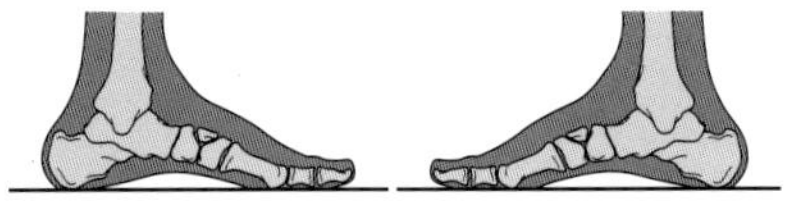	
	6 단계 그 외 관찰(Other Observations)	

전면 자세평가 차트 (Anterior Postural Assessment Chart)

상체(Upper Body)		
오른쪽(Right Side)		왼쪽(Left Side)
	1 단계 얼굴(Face) 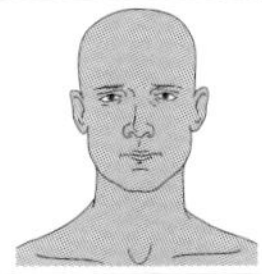	
	2 단계 머리 위치 (Head Position) 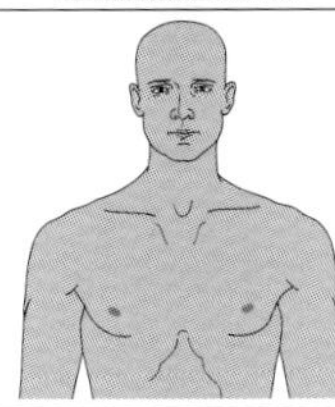	
	3 단계 근긴장(Muscle Tone) 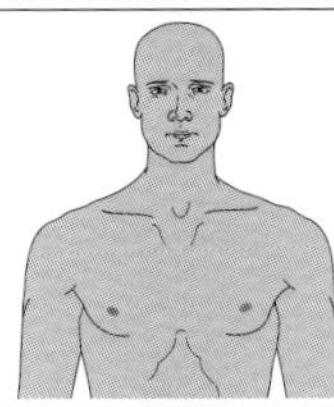	
	4 단계 빗장뼈(Clavicles) 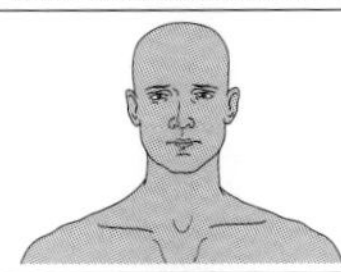	
	5 단계 어깨 높이 (Shoulder Level) 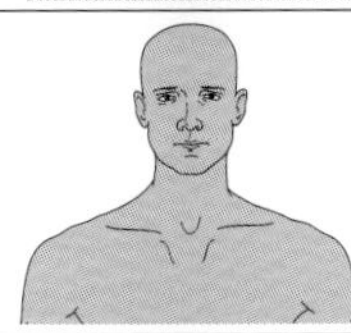	
	6 단계 굽은 어깨 (Rounded Shoulders) 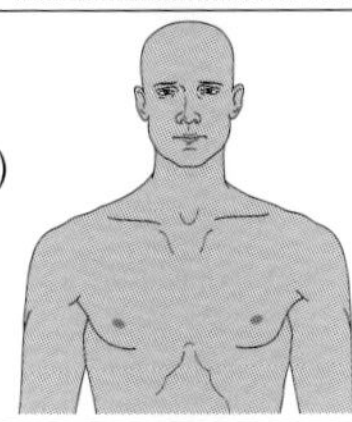	
	7 단계 가슴(Chest) 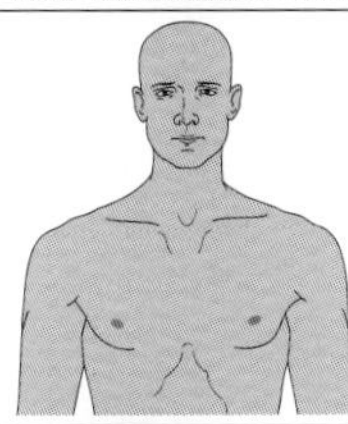	
	8 단계 운반각 (Carrying Angle) 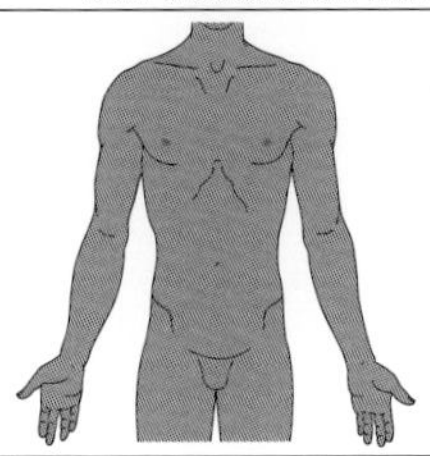	

››› 계속

상체(Upper Body)		
오른쪽(Right Side)		왼쪽(Left Side)
	9 단계 팔(Arms) 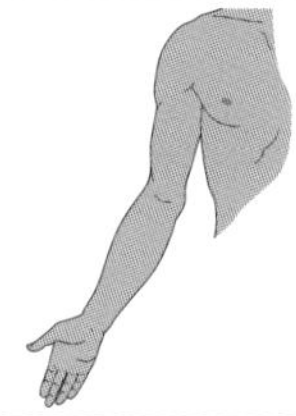	
	10 단계 손과 손목 (Hands and Wrists) 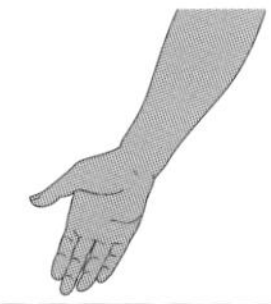	
	11 단계 복부(Abdomen) 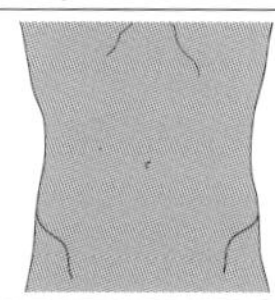	
	하체(Lower Body)	
	1 단계 외측 골반 (Lateral Pelvis) 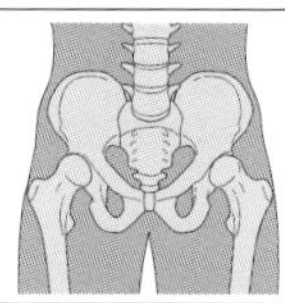	
	2 단계 골반 돌림 (Rotated Pelvis) 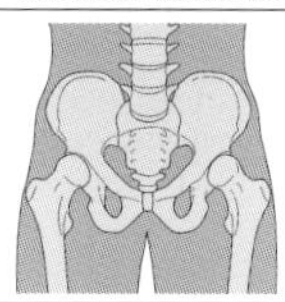	
	3 단계 서기(Stance) 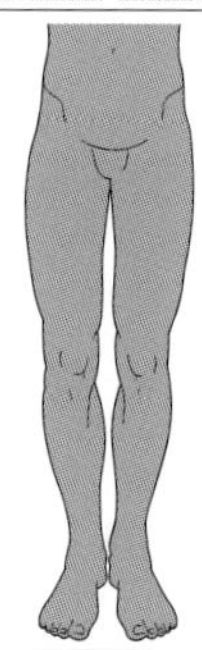	
	4 단계 근육 크기(Muscle Bulk) 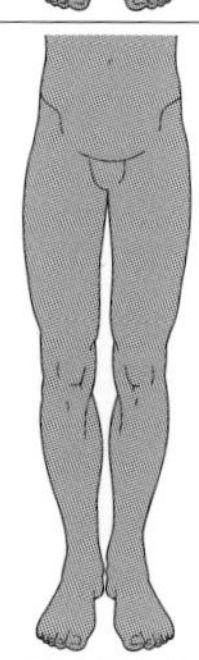	

오른쪽(Right Side)		왼쪽(Left Side)
	5 단계 안굽이 무릎과 밖굽이 무릎 (Genu Valgum and Genu Varum) 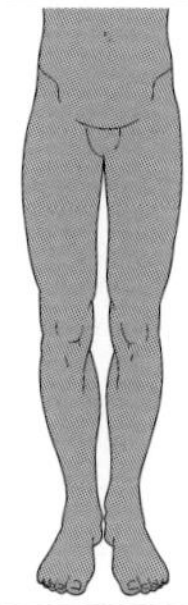	
	6 단계 무릎뼈 위치 (Patellar Position) 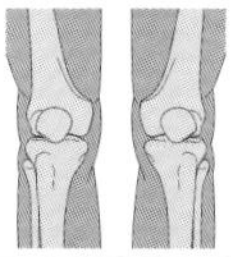	
	7 단계 무릎에서 돌림 (Rotation at the Knee) 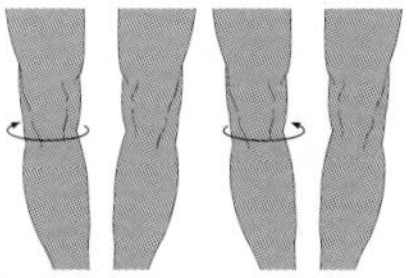	
	8 단계 Q 각도 (The Q Angle) 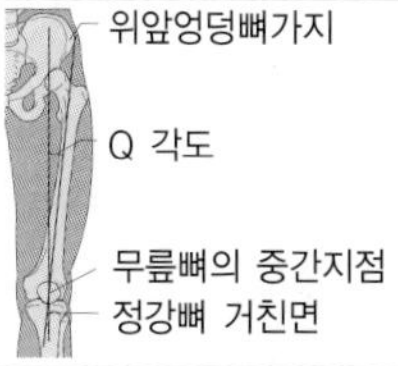	
	9 단계 정강뼈(Tibia) 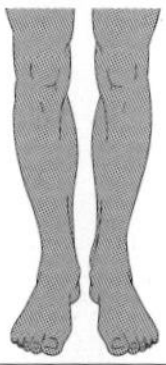	
	10 단계 발목(Ankles) 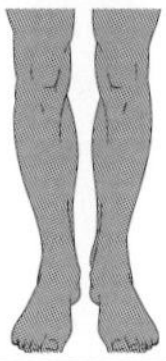	
	11 단계 발 위치(Foot Position) 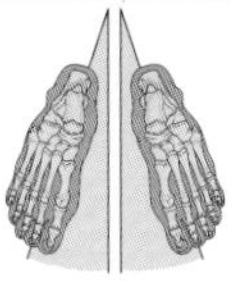	
	12 단계 평발과 오목발 (Pes Planus and Pes Cavus) 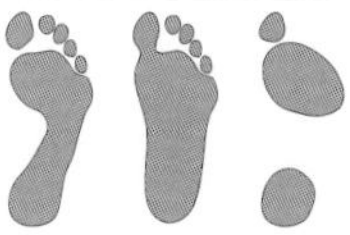	
	13 단계 그 외 관찰 (Other Observations)	

앉은 자세평가 차트 (Seated Postural Assessment Chart)

후면관점(Posterior View)

왼쪽(Left Side)		오른쪽(Right Side)
	1 단계 머리와 목 위치 (Head and Neck Position) 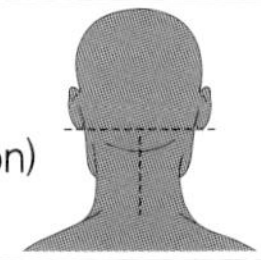	
	2 단계 어깨 높이 (Shoulder Height) 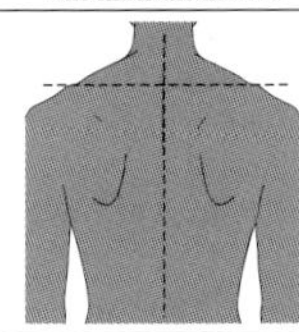	
	3 단계 가슴(Thorax) 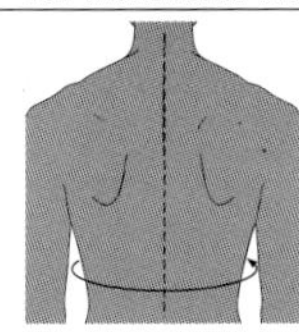	
	4 단계 엉덩이와 넙다리 자세 (Hip and Thigh Position)	
	5 단계 발 위치(Foot Position)	

측면관점(Lateral View)

	1 단계 머리와 목 위치 (Head and Neck Position) 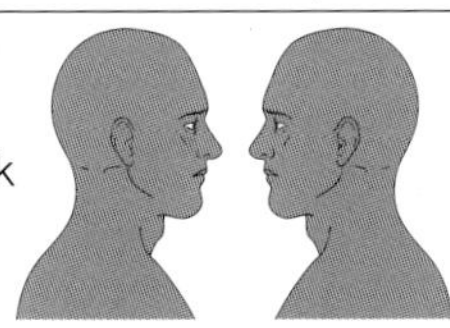	
	2 단계 가슴(Thorax) 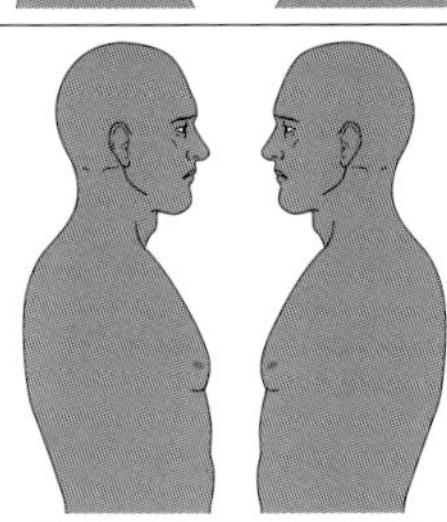	

››› 계속

왼쪽(Left Side)		**오른쪽**(Right Side)
	3 단계 어깨 위치 (Shoulder Position) 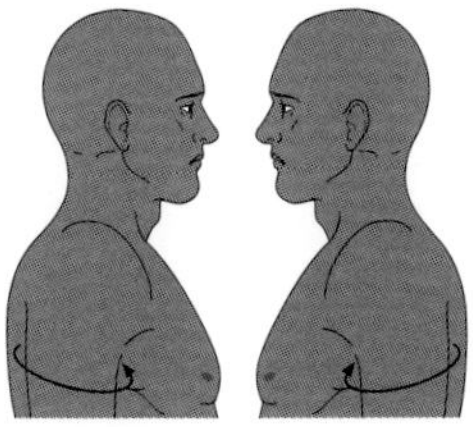	
	4 단계 허리뼈, 골반, 엉덩관절 (Lumbar Spine, Pelvis and Hips)	
	5 단계 무릎(Knees)	

간단한 질문에 대한 해답

제1장

1. 자세에 영향을 미치는 요소들은 구조, 해부, 나이, 생리, 병리, 직업, 취미, 레크레이션, 환경, 사회, 문화 그리고 분위기와 감정이다.
2. 자세평가를 수행하는 이유는 더 많은 정보를 얻고 시간을 절약하고 기본선을 확립하고 전체적으로 치료하기 위해서이다.
3. 자세평가는 불안해하는 환자, 통증, 질병과 불안정성 때문에 서있을 수 없는 환자, 평가를 실시하는 목적을 이해하지 못하는 환자, 평가하는 것에 동의하지 않은 환자, 환자의 상태(예를 들면, 파킨슨 질병 또는 그에 따른 뇌졸중을 앓고 있는 경우)에 더 적절한 평가가 있다면 적절하지 않다.
4. 대부분의 경우 자세평가를 시작하기전 안전하고 적절한 평가를 내리기 위해 병력을 아는 것은 중요하다.
5. 몸의 다양한 신체 부분들을 분석하고 잘 평가되었는지 확인하고자 할 때 모든 신체 부분은 서로 연관되어 있기 때문에 환자의 아픈 부분만을 보지 말고, 전체적인 관점에서 관찰하는 것이 중요하다. 환자들은 "그 무릎" 또는 "그 어깨"로 불리는 것을 좋아하지 않는다.

제2장

1. 자세평가를 할 때 유용하게 쓰이는 도구들은 따뜻한 실내 온도, 평가하는 방, 크고 긴 거울, 신체용 크레용(클렌징 종이), 자세평가 차트, 골격계 모델이 필요하다.
2. 후면 자세평가를 시작하기 전 확인하기 위한 유용한 뼈 표식은 아킬레스 건의 중심선과 종아리 중심선, 무릎 주름, 위뒤엉덩뼈가시(PSIS), 팔꿉의 팔꿈치머리, 척추의 가시돌기, 어깨뼈의 아래각, 어깨뼈의 중간 가장자리를 포함한다.
3. 표 2.1에서 포함된 일부 질문은 자세평가를 시작하는데 유용하다.
4. 중립적 골반은 오른쪽, 왼쪽 엉덩뼈 능선, 위뒤엉덩뼈가시, 궁둥뼈를 환자의 후면에서 관찰할 때 체크하고 환자를 측면에서 관찰할 때는 같은 수직면에서 위앞엉덩뼈가시(ASIS)와 두덩뼈가 어느곳에 위치하는지 확인하면 알 수 있다.
5. 자세평가 시 금기증은 통증, 혈압, 균형능력이 떨어져 서있거나 앉아 있을 수 없는 환자들은 제외하며 신체용 크레용으로 뼈 표식을 표시할 때는 알러지 여부를 체크해야 한다.

제3장

1. 오른쪽 목빗근, 어깨올림근, 갈비근, 등세모근 상부섬유는 오른쪽으로 목을 구부린다.
2. 어깨근육의 위축은 유착성 관절낭염(동결견)같은 상태나 상지의 고정으로 인해 생기게 된다.
3. 익상(winging)은 주로 갈비뼈에서 어깨뼈 경사의 아래각(주로 내측 모서리)이 떨어져 있는 상태를 표현할 때 사용하는 용어이다. 실제 익상은 긴가슴신경이나 앞톱니근의 손상을 포함할 때 말한다.
4. 왼쪽 측면 굽힘과 왼쪽 골반이 올라가 있다는 것은 왼쪽 허리네모근이 짧아졌다는 것을 의미한다.
5. 종아리의 중앙선이 한쪽 엉덩관절이 안쪽돌림 되었다거나 정강뼈가 넙다리뼈 기준으로 안쪽돌림되어 있다면 또는 둘 다 나타났다면 한쪽 다리에서 더 외측으로 나타날 것이다.

제4장

1. 앞쪽으로 머리를 내민 자세는 어깨올림근과 같은 목의 뒤쪽 근육에 과도한 긴장을 증가시킬 것이고, 결과적으로 목과 어깨 그리고 등 윗부분에 통증을 나타낼 것이다.
2. 윗팔뼈가 안쪽 돌림되었다면 어깨밑근, 큰원근, 큰가슴근이 짧아지게 된다.
3. 책상에서 앉아 있거나 장기간 운전을 하는 것처럼 정적인 자세는 흉곽의 척추뒤굽음을 증가시키게 할 것이다.
4. 앞쪽으로 골반이 경사되었을 때 허리뼈의 척추앞굽음 커브가 증가한다.
5. 무릎을 구부린 채로 서있는 환자는 넙다리뒤근육이 짧아지게 된다.

제5장

1. 빗장뼈의 기울기가 크다는 것은 어깨가 올라가 있고 올라간 어깨와 관련된 근육들이 긴장했다는 것을 의미한다.
2. 팔꿉의 정상적인 운반각이 남자는 5~10° 이고 여자는 10~15° 이다.
3. 일반적인 밖굽이 무릎은 O형 무릎을 말하고 안굽이 무릎은 X형 무릎이라고 한다.
4. 서있을 때 약간 외측으로 정강뼈가 비틀림 되어 있다.
5. 내배엽성 체형은 일반적으로 다부지고 큰 뼈를 가지고 있고, 외배엽성 체형은 마르고 두드러진 뼈가 특징이다. 중배엽성 체형은 근육질이고 일반적으로 운동선수 같은 체격을 가지고 있다.

제6장

1. 환자가 오른쪽에 위치한 책상에서 일한다면 왼쪽 목빗근, 오른쪽 어깨올림근, 오른쪽 갈비근의 근긴장이 증가되고 짧아지게 된다.
2. 일부 사람들은 휴식 시 자동차나 팔걸이에 팔을 올려놓고 있기 때문에 어깨가 올라가고 관련 근육들이 짧아지게 된다.
3. 다리를 꼬고 앉게 되면 골반이 앞쪽경사가 일어나고 허리 척추앞굽음이 증가하게 된다.
4. 엉덩관절 굽힘근들은 앉아 있는 자세에서 짧아진다.
5. 환자가 일반적인 의자(무릎을 펴지 않고 다리를 스트레칭하지 못하고)에 앉아 있다고 가정한다면, 오금근을 포함한 무릎 뒤쪽의 연부조직은 짧은 상태로 있다.

참고문헌 (References)

Anderson J.E., ed. 1978. *Grant's Atlas of Anatomy*. Baltimore/London: Williams & Wilkins.

Cloward, R.B. 1959. "Cervical Diskography." *Annals of Surgery* 150: 1052-1064.

Earls, J., and T. Myers. 2010. *Fascial Release for Structural Balance*. Chichester, UK: Lotus, and Berkeley, CA: North Atlantic Books.

Green, Walter B., and James D. Heckman, eds. 1993. *The Clinical Measurement of Joint Motion*. Rosemont, IL: American Academy of Orthopaedic Surgeons.

Hanchard, N., L. Goodchild, J. Thompson, T. O'Brien, C. Richardson, D. Davison, H. Watson, M. Wragg, S. Mtopo, and M. Scott. 2011. "Evidence-Based Clinical Guidelines for the Diagnosis, Assessment and Physiotherapy Management of Contracted (Frozen) Shoulder v.1.3, 'Standard' Physiotherapy." Endorsed by the Chartered Society of Physiotherapy.

Hertling, D., and R.M. Kessler. 1996. *Management of Common Musculoskeletal Disorders*. Philadelphia: Lippincott.

Johnson, G., N. Bogduk, A. Nowitzke, and D. House. 1994. "Anatomy and Actions of the Trapezius Muscle." *Clinical Biomechanics* 9: 44-50.

Kendall, F. P., E.K. McCreary, and P.G. Provance. 1993. *Muscles Testing and Function*. Baltimore: Williams & Wilkins.

Kendall, H.O., F.P. Kendall, and D.A. Boynton. 1952. *Posture and Pain*. Baltimore: Williams & Wilkins.

Levangie, P.K., and C.C. Norkin. 2001. *Joint Structure and Function: A Comprehensive Analysis*. Philadelphia: Davis.

Magee, David J. 2002 *Orthopaedic Physical Assessment*. Philadelphia: Saunders.

Myers, T. 2001. "Psoas." *Massage and Bodywork*. February/March, April/May, June/July and August/September.

Schleip, R. 2008. *The Nature of Fascia* (DVD).

찾아보기 (Index)

저자에 대하여 (About the Author)

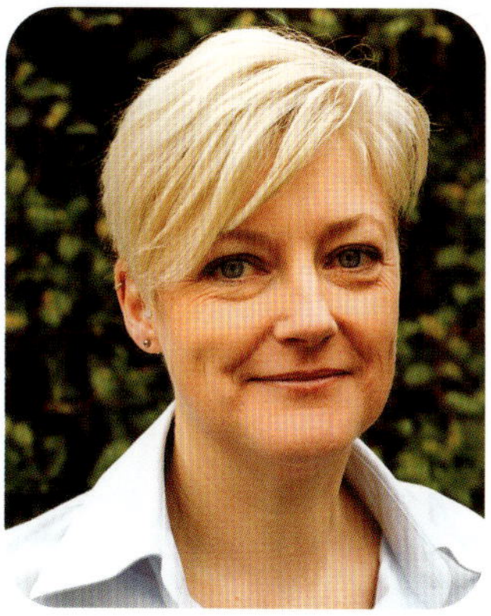

Jane Johnson(MSc)은 영국 런던의 마사지 단체의 책임자이다. 물리치료사와 마사지 치료사로서 그녀는 여러 해 동안 자세평가를 수행해 오고 있다.

저자는 Federation of Holistic Therapists (FHT)를 위한 지속적인 전문가 개발(continuing professional development; CPD)의 제공자로서 자세평가를 가르치고 있다. 그녀의 이러한 경험으로 수많은 치료사들과 만남을 가질 수 있었으며, 치료의 기틀을 만드는데 도움이 되었다. 또한 그녀는 영국에서 매년 개최되는 Complementary and Massage Expo(CAM)에서 공식적인 진행자로 활동하고 있다.

저자는 공식적인 물리치료사 협회의 회원이며, 건강 전문 자문회에 등록되어 있다. Anatomical Science 기관의 회원인 그녀는 근골격 해부학과 새롭게 시작하는 양질의 치료사들에게 더 나은 교육을 할 수 있는 방법과 감정과 자세 사이의 관계에 대해서 관심을 가지고 있다.

저자는 런던에서 살며, 여가시간에는 강아지와 함께 오랫동안 산책하는 것을 즐기고, 쿵푸(wing chun kung fu)를 연습하며, 박물관에도 다닌다.